# 水素を吸ったら…！

―美と健康はみんなの願い―

美と健康のクリエイター
Couleur 代表取締役
国際医科学研究会 会員
日本水素医療美容科学会 会員
六川志保・著

ポエムピース

# はじめに

## 水素で
## キラキラの笑顔に……

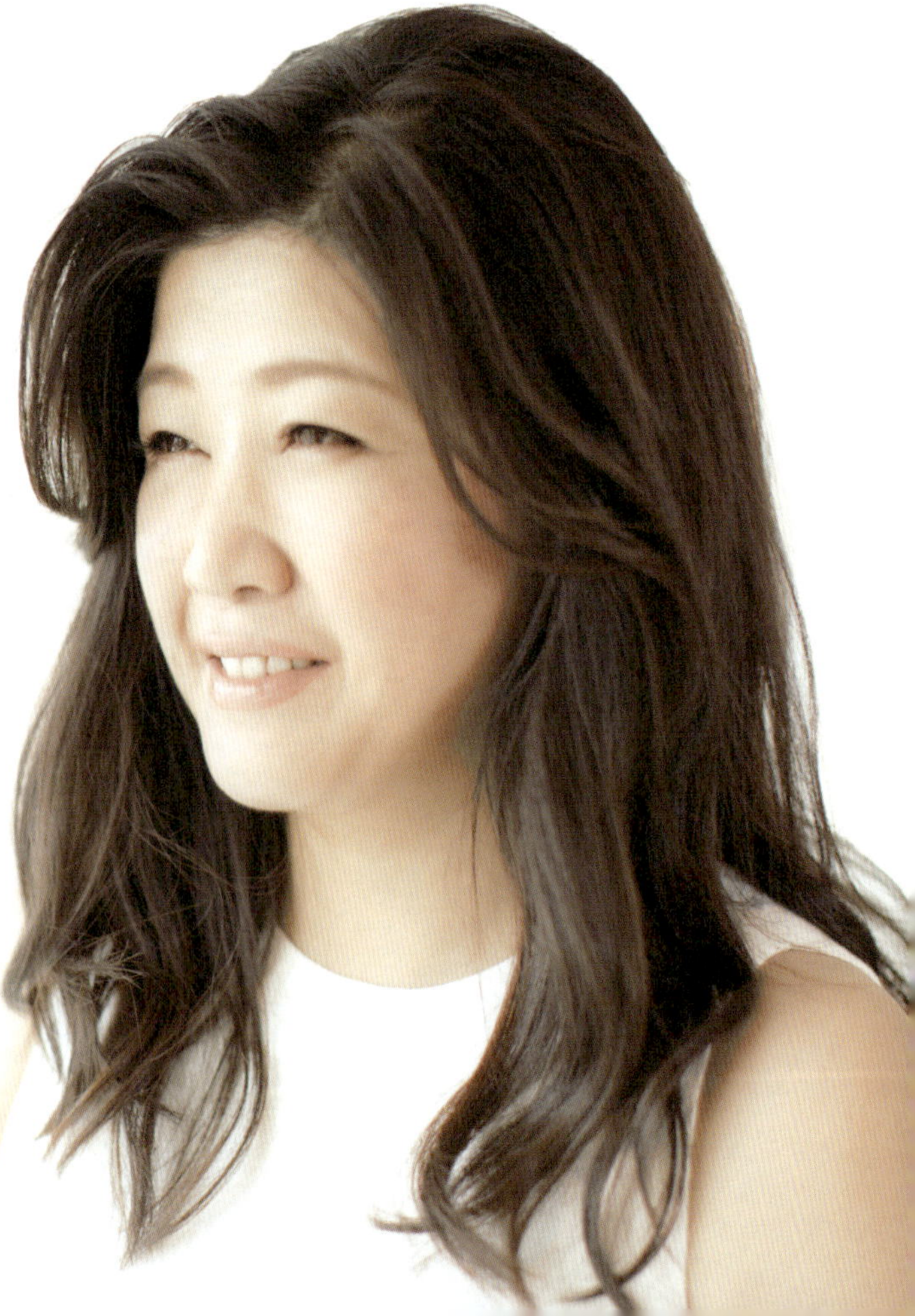

## はじめに

「あー幸せ……志保さん、いつもありがとう」

疲れきって、時にはしんどそうな、そして時には悲しそうなお顔をしてエステやカウンセリングにいらっしゃったお客さまが、施術後はとびきりの笑顔でお帰りになります。

こんなにも素敵な笑顔に、私自身、何度癒やされたことでしょう……。お客さまが、いつも私を幸せな気持ちで包み込んでくださいます。

振り返りながら手を振って、軽い足取りで次のご予定へと向かわれる後ろ姿を見送りながら心の中で囁《ささや》く言葉があります。

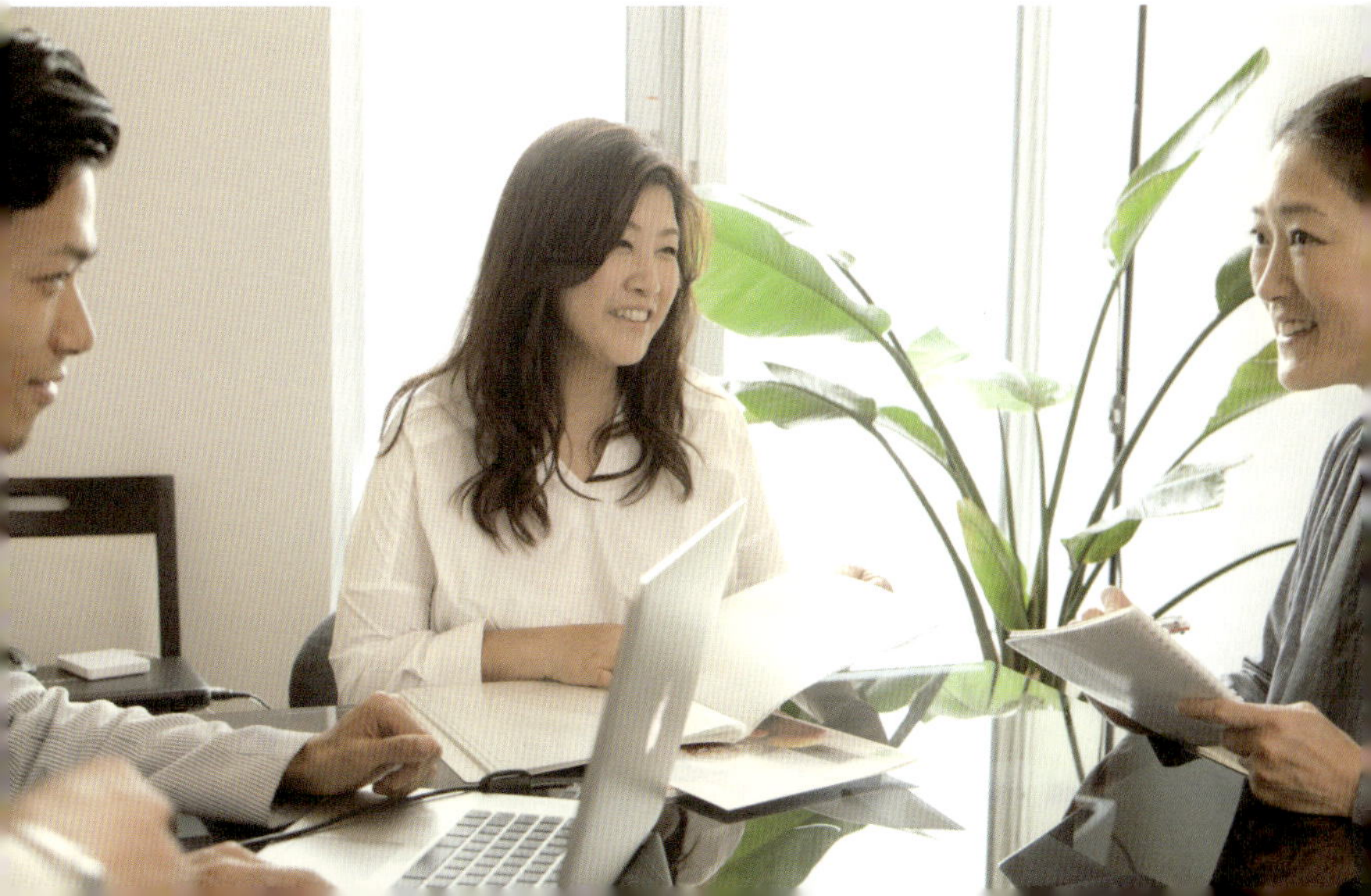

## はじめに

「〇〇さんが今日も明日もこれからも、ずっと笑顔で過ごせますように！」

この一連の流れが私のルーティンであることは、一部のスタッフしか知りません。

そんな折に、ふと目についた自分の両手……

皆さんに「志保さんの手って、エステ中は大きく感じるけど、実際はそんなに小さいのね～」と言われて早二十年の月日が過ぎようとしているこの両手……

小ささも確かに驚きなのですが（笑）、実は、私の指先にはほとんど指紋がありません。正確には擦れている感じです。

海外の空港で入国審査の際には、何度か

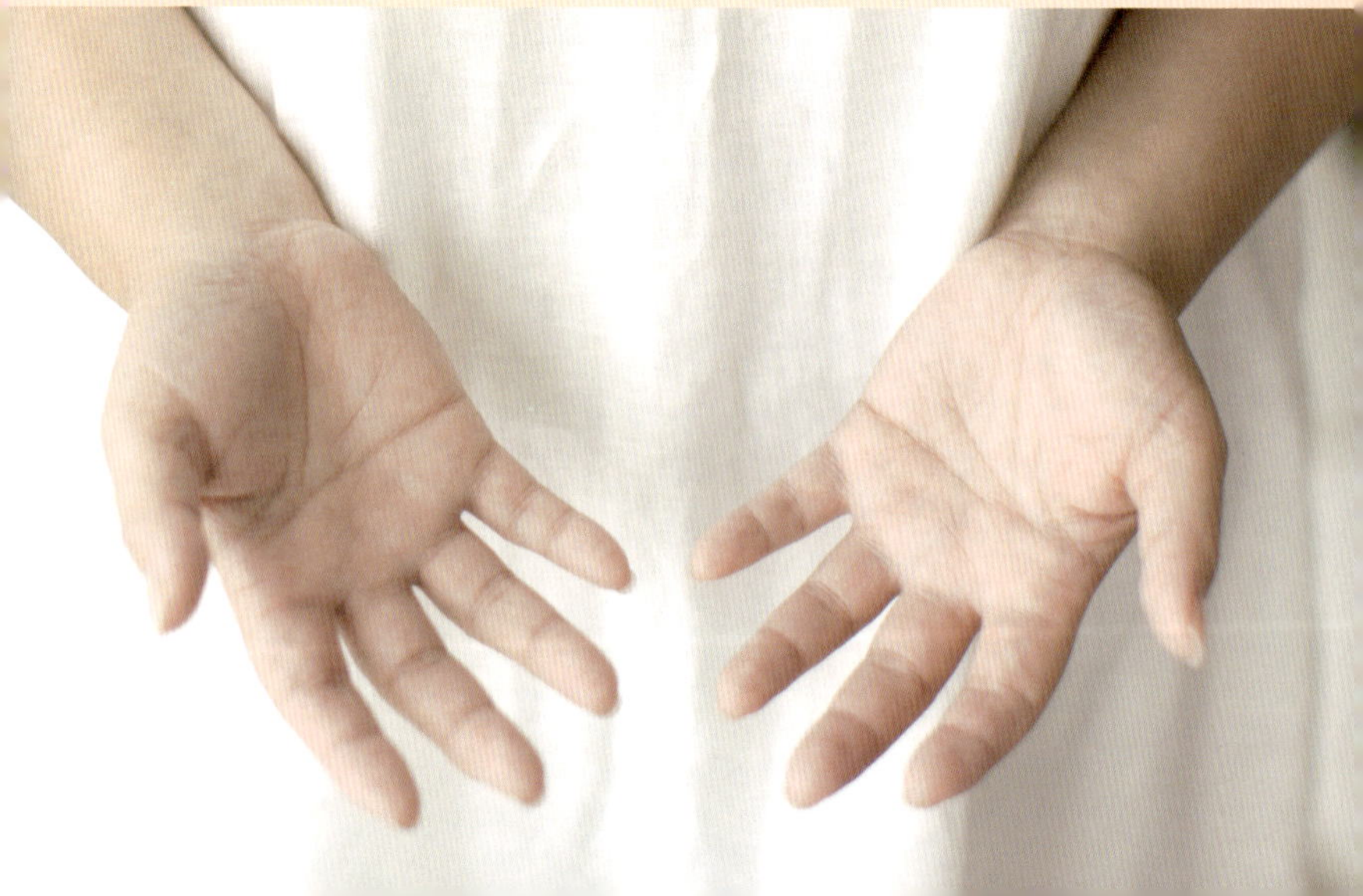

やり直すこともしばしばです。指先に触れるとつるつるして気持ちよいくらいです。

見た目よりも質を重視して、すべすべもちもち感をキープしてきたこの両手は、お客さまと私をつないできた大切な仕事道具。

流行りのネイルもほとんどせず、毎朝爪を短く切り、施術ごとにぬるま湯に浸して温め、殺菌とアロマの2種類のハンドソープでしっかりと手洗いし、保湿クリームを念入りに擦り込んできた大切な道具なのです。

指先はとても感度のよいセンサーがあるかのように進化していて、お客さまの体温、コリ、血流やリンパの滞り、疲労感、緊張

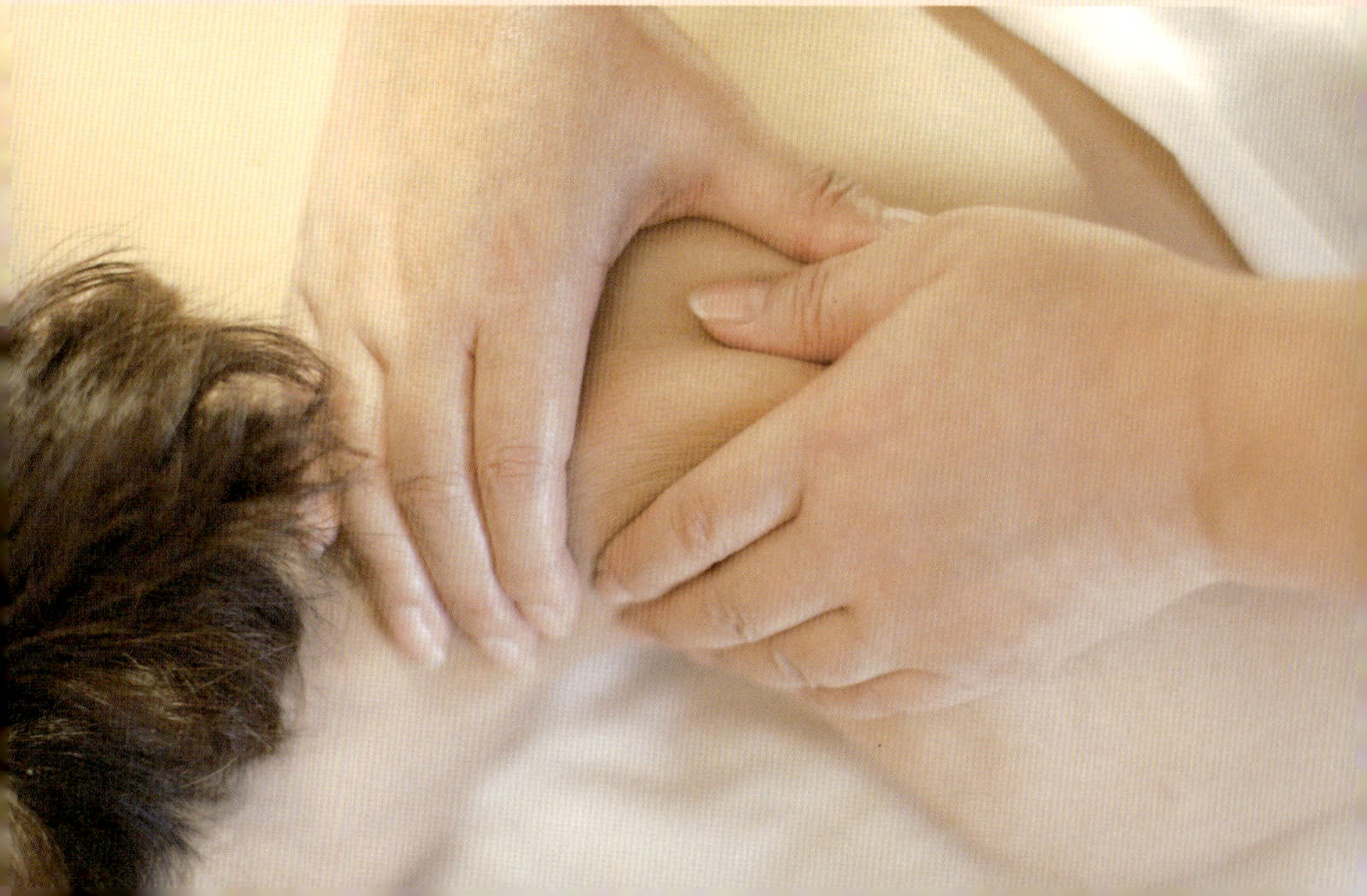

度、生活習慣、心のありように至るまで敏感に感知することができます。

22年前のこと……貿易会社に勤務する秘書から、長年関心があったメイクアップやエステティシャンへ一念発起して転身。「やると決めたら絶対にやる！」と未経験の世界へ単身で飛び込んでいく若さゆえの潔さは当時、周囲をとても驚かせたようでした。

これこそが自分の天職であり、使命につながっていくとは、このときにはまだ誰も知る由もなかったのです。

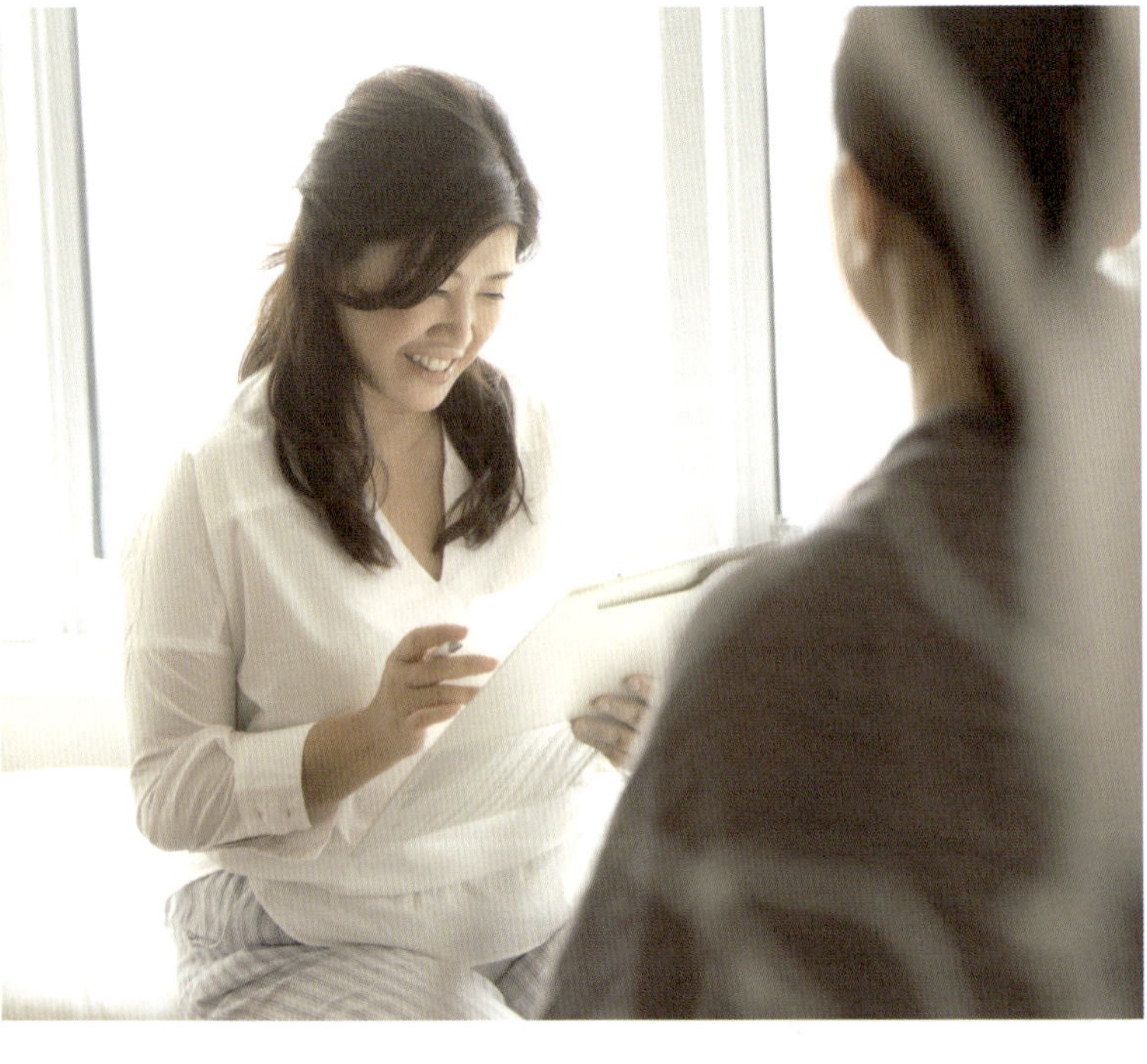

五感を信じ、それをフル活用して生きてきた私は、とてもアナログです。このような時代にも関わらずインターネットやＷＥＢ広告、さらにはホームページやクーポンでの集客をほとんどすることなく、ここまでお仕事を続けてくることができました。

幸いにもお客さまからの口コミに支えられ、そのお気持ちに応えようといつも全力で駆け抜けてきました。ピーク時には年間延べ５０００人ほどのお客さまが訪れてくださり、私ひとりで１日に15人のケアを行うことができましたのも、すべてはお客さまのおかげです。本当にありがとうございます。

エステやカウンセリングは、間接照明にうっすらと照らされ、ヒーリング音楽が流れるとても静かな空間でお客さまとふたりきりです。

ゆったりと穏やかな時間はあっという間に過ぎ、心身がほぐれていくほどに、深い眠りに入る方もいらっしゃれば、時には、心につかえているお悩みや不安を真剣に話されます。

　信頼関係が深くなるほどに、こんな私を頼りにしてくださり、たくさんのお話をうかがう機会に恵まれました。

　お一人おひとりに真剣に向き合うことで、逆に私の中に一つの疑問が生じていきます。〝本当の美しさの定義〟です。この見解は人それぞれでよいと思います。私の見解がすべてではありません。

　たとえどんなに高い技術を用いたとしても、どんなに高額な化粧品を用いたとしても「美容」という外側から手を加えるという観点だけでは、どうしても限界があるという〝気付き〟でした。

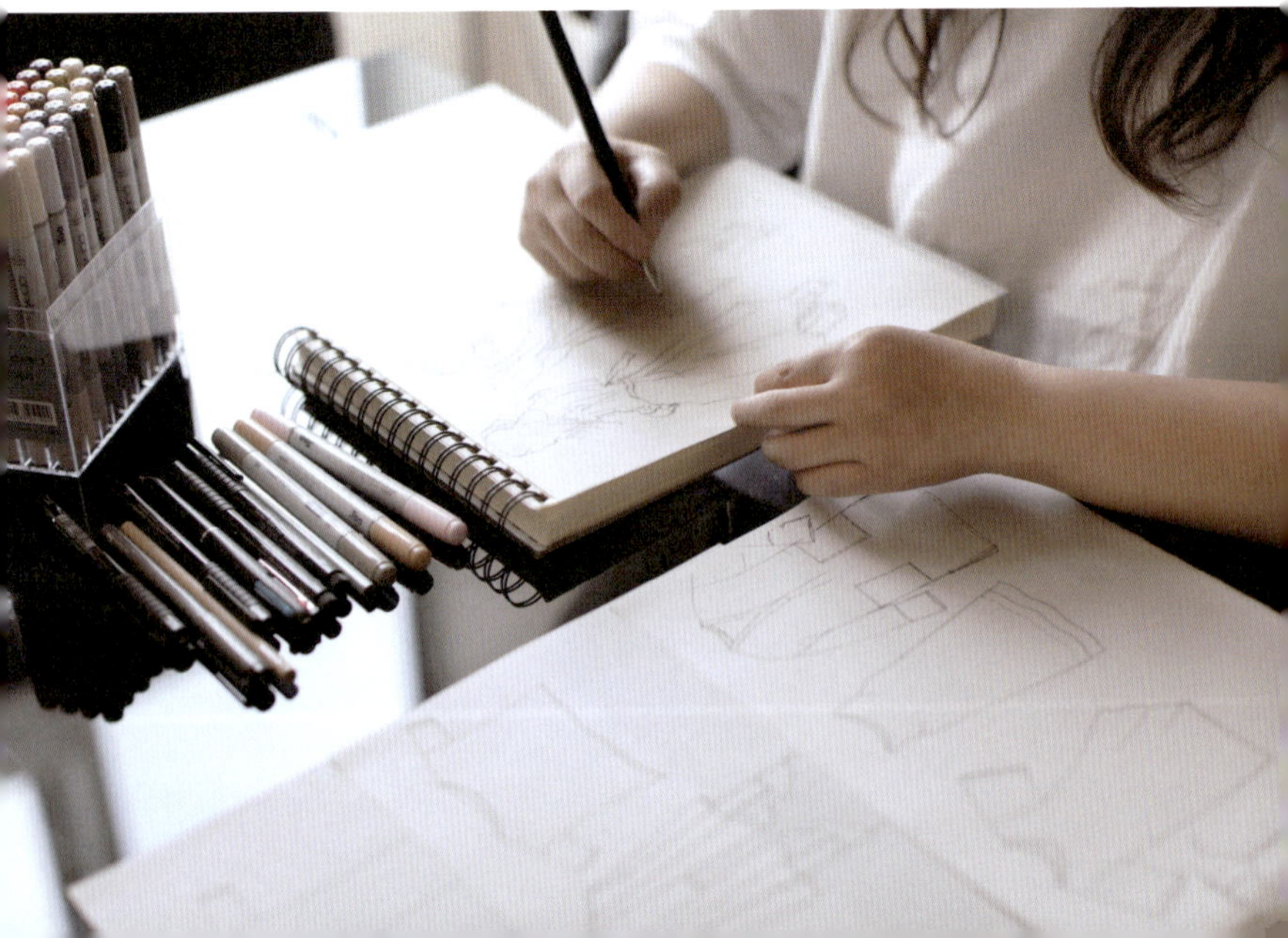

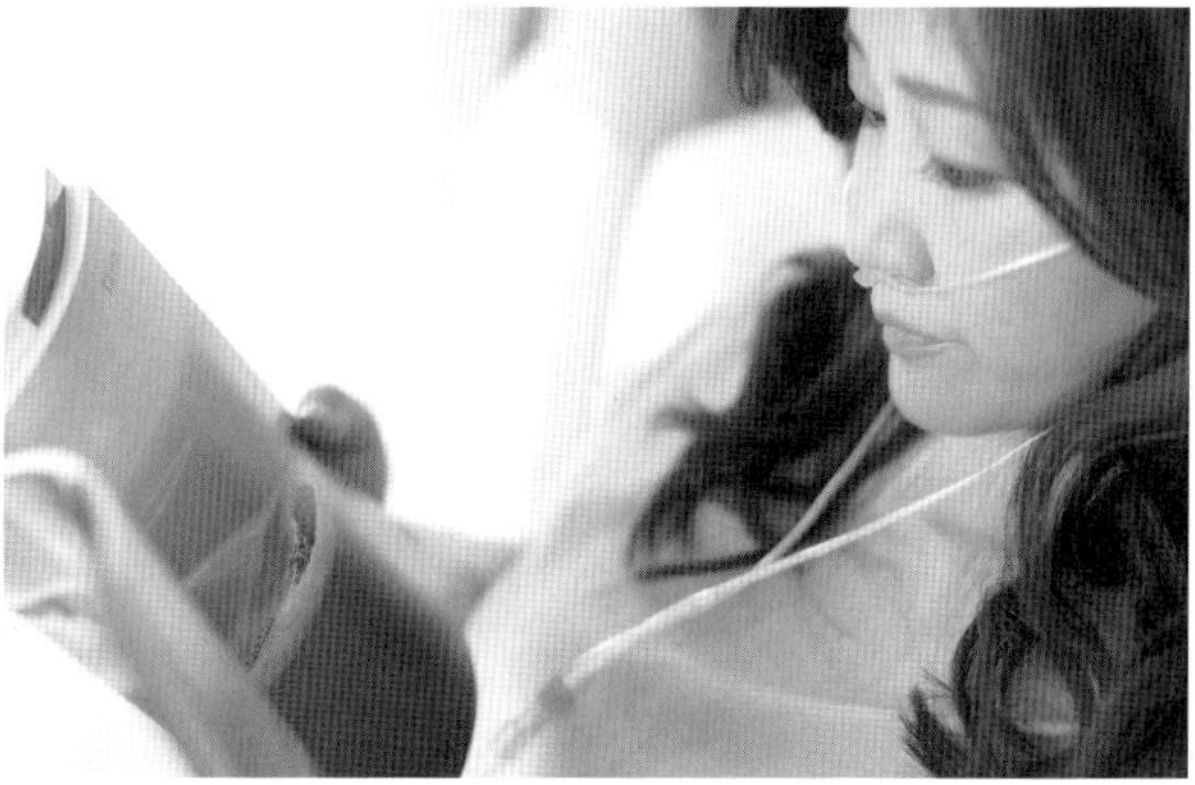

リラックスして水素吸入

内側に、より重要な「美」の可能性が存在していることに気が付いていくのです。

「美」：短所を長所に変える美しさ↓↓メイク法・ファッションコーデ術

「心」：内面から湧き出る自然な美しさ↓↓笑顔と幸福感

「健康」：年齢をまったく感じさせない美しさ↓↓効果的な健康法

より若々しく輝いていただくためにプロとしてたくさんのお手伝いができるはず。そして「美」「心」「健康」を3本の柱とし、女性の素敵な笑顔を創出するための事業を広く展開するに至ります。

「美」では自分の原点ともいえるメイクやエ

ステ、アパレル事業を、「心」に関してはカウンセリングや少人数セミナー、ヒーリングを、「健康」では日本成人病予防協会の認定を受けた生酵素の企画・開発・販売を通じ、3つの側面から女性の美しさを追求してまいりたいという信念に突き動かされ、昼夜を問わず働き、邁進《まいしん》しております。

時は、今から2年前の2014年夏にさかのぼります。

「心からくつろげる大人の日常」というコンセプトで天然素材にこだわったアパレルブランドのデザイン・縫製・販売を開始。南青山に出店が決まり「さあ、これから！」という矢先、思いもかけない体調の変化に襲われました。

今思えば、長年の頑張りで疲労も蓄積されていたかもしれません。気力が及ばないほどの怠《だる》さとめまいに〝普通じゃない〟異変に気が付きます。受診の結果、更年期の始まりでした。発汗や動悸、不安、不眠症状に人知れず耐えていました。

何よりも私を悩ませたのは、更年期から派生するうつ状症状でした。外出したり人に会ったりすることがすごくツラい……長年ともに仕事をしてきた仲間やお客さま、そして取引先に心配や迷惑をかけられないと、周囲には告げずに治療をしていました。「何とかなる！」と自分を奮い立たせるのですが、何ともならない無力さに押しつぶされそうでした。

そんな自分の体調と関係なく、新規出店の準備や商品の制作、内装、資金繰りなど次々に難題が降りかかります。今まで病気らしい病気もしたことがないほど〝健康と体力が取り柄〟だった私が、改めて〝病気の怖さ〟〝健康の有り難さ〟を痛感する日々でした。

そして、ギリギリの状態だった私に、さらなる身体の異変が襲います。胸に軽い痛みとしこり状の違和感を感じるのです。

「まさか……」私が子どものころ、祖母が乳がんを患い、リンパごと摘出する大手術をしました。看病しながら見た手術痕や祖母の涙、闘病生活、病室の光景がまるで昨日の出来ごとのように浮かんでは消えていきました。

店舗内装の仕上がりが遅れていて、その打ち合わせの合間に広尾の病院へ検査に行きました。乳がんの疑いもあるので後日精密検査をすることになり、予約を済ませて、その日は自宅へ帰りました。それから検査結果が出るまでの約1か月の間、最悪の事態も含めていろいろ考えた苦悩の時期でした。

不安な気持ちにさせたくないという思いが勝り「結果が出るまでは家族にも仕事仲間にも言わない！」と決めていました。

そして迎えた運命の日。

結果は良性！　腫瘍のほかにも水泡があるものの、幸いにも経過観察となりました。担当医師にお礼を言い、すぐには会計へ行かず、しばらくの間、訳もなく待合室のソファに座り込み、大きな窓の中に澄みわたる青空を久しぶりに見上げました。ある種の覚悟はしていたものの、安堵感で胸がいっぱいになり、涙が頬を流れ落ちました……忘れられないほど長い一日でした。

この日を境に、私の心境に大きな変化が現れました。

これからの人生は、いただいた人生だと。〝生きている〟ことに心から感謝して、世のため、人のために精一杯生きよう。楽しいことも、辛いことも、大切な人に会えるのも、仕事ができることも、すべては命あってこそできること。

## 人生は素晴らしい！

それから8か月ほどは更年期の症状が続いたものの、前向きに捉えて上手に病気と付き合うことで、ゆっくりではありましたが、快方に向かっていました。そんなある日、〝あるもの〟との出会いにより、すっきりと回復の日を迎えることができました。

それが「水素吸入」との衝撃の出会いでした。

吸入後の素晴らしい体感に感動し、まずは身近にいる人たちとその喜びを分かち合いました。今でも紹介してくれた友人にとても感謝をしています。

それからというもの、笑顔創出事業のメインとして水素を広めるための活動をスタートいたしました。事業として取り組むからには知識が必要です。水素についての書籍や文献を読み解き、自分が理解した内容をスタッフや販売パートナーに伝え、また学ぶ……この歳になってからの勉強がこんなに楽しいものだとは、正直驚きの連続でした。知れば知るほど水素の未知なる可能性を感じています。

このような自分の体験を通じて心底実感したことは、身体が元気でないと心までバランスをくずしてしまうということです。心が不調になると、いつの間にか笑顔も減り、周囲に対して優しくなれなくなり、言葉がトゲトゲしくなって不用意に人を傷つけてしまうことにもつながりかねません。

この負のスパイラルに陥ると、仕事も人間関係もすべてが悪い方向へと流れ始めます。そう、2年前の私がそうであったように……。

健康であることの幸福を痛感し、その後のいただいた人生で水素に出会い、この悪循環の闇から抜け出せました。

家庭に、仕事に、人間関係に新しい時代の風を取り入れてみませんか?

幸運にも、自分自身が最高の笑顔を取り戻すことができました。だからこそ、この本の出版を決意するに至りました。

広く皆さまに水素の不思議な魅力を知っていただきたい。

そして、ご自分やご家族、お友だちがより健康でイキイキとした生活を送れるよう、微力ながらもお役に立てましたら最高の喜びです。

# 水素を吸ったら…!

――美と健康はみんなの願い――

目次

目次

水素を吸ったら…！
――美と健康はみんなの願い――

はじめに……2

第1章 なんで水素がよいの？……23

水素の時代がやってきた！……24
水素は活性酸素を撃退する！……28
悪玉だけをねらい撃ち……32
悪玉活性酸素のあるところはどこへでも！……36
毒のない、ただの水に……40

第2章　水素って素晴らしい！……45


水素でマイナス10歳肌　お肌がぐんと若返る……46
水素でぷるるん肌　シミ、シワも、くすみもサヨナラ！……50
水素で若々しく　白髪や薄毛にも水素パワー……53
水素でリフレッシュ　体調の悪さは活性酸素から……56
水素で体内デトックス　活性酸素が原因の病気と水素の関係……59
◎水素は滋養強壮剤ならぬ疲労回復剤？……60
◎過酸化脂質を除去して血管を守る?!……61
◎血糖値をコントロール……63
◎抗アレルギー・パワーも……64
◎炎症をダブルで抑える？……66
◎がん治療と水素……67
◎ストップ！　骨の老化……68

◎パーキンソン病の予防にも……69
◉活性酸素が原因といわれる疾患……71
水素で心も元気に……72
不眠を解消……76
「ギックリでビックリ?!」私の水素吸入初体験……79
水素帰りは別人に?!……83

## 第3章 幸せに長生きするために……97

自分の免疫力を高める水素……98
がんは笑って治す……101
水素はもっともすぐれた抗酸化物質……106
いつまで元気でいられる?……110

健康寿命を上げたい！……114
水素の相乗効果を模索して……120

## 第4章 水素を暮らしに取り入れる……125

水素関連バリエーション……126
◎水素水……128
◎水素バス……130
◎水素化粧品……131
◎水素サプリメント……132
水素吸入がすごい！……136
水素吸入は家庭でも?!……142

第5章

# 私も水素吸入をしています！……151

心身を整える水素吸入は私のライフスタイルの一部！……153
胃がん再発防止のための抗がん剤治療　副作用の抑制に水素を吸入……157
眼精疲労がとれてすっきり　肌のハリ、透明感もアップ……159
アレルギー症状が緩和して抗ヒスタミン剤を断てた……161
アトピーの症状などが解消　乾燥肌もきれいに!?……164
冷え性の手足がポカポカに　生理痛、ニキビも解消……166
狭心症手術後の気分改善に続行中……169
腰痛がすっきりとラクに……170
ぐっすりと深く眠れて　肌荒れ、疲労、凝りが軽く！……171
腕のしびれが軽減！　美容・健康の管理、調整にも……174
悩みを減らして健康をキープしたい！……175
シミが薄く、ちょっとだけ色白に!?……177

乳がんの抗がん剤中止後をフォロー　水素で細胞が若返り?!……178
不眠症が解消！　睡眠導入剤が不要に……180
定期的な水素吸入で健康を維持！……182
ストレスで傷ついた心の安定に……183
野球をしても疲れにくい体質に！……185
身体がポカポカで心地よかった‼……186
手術できない胃がん治療の副作用を抑えたい……187
〈番外編〉水素サプリメントを摂取して子どもを授かった！……189

あとがき……193
水素吸入が体験できる 店舗一覧……200

第1章

# なんで水素がよいの?

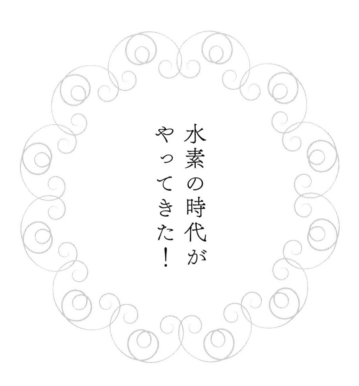

# 水素の時代がやってきた！

水素が、何かと話題になっています。

ここ3～4年でしょうか、水素水、水素サプリ、水素吸入、水素バス……テレビの生活情報番組で取り上げられたり、さまざまな雑誌でも特集が組まれたりしています。

また、美容や健康情報に敏感な芸能人やモデル、アスリートの間でも、水素ファンはとても多いようです。

この本を手に取ってくださったあなたも、きっとそんなお話に興味をもたれたのではないでしょうか。

子どものころ、学校の理科の授業の中や実験教室で聞いたことがある「水素」。そういう私も「水素」と聞いて、記憶のカケラをたどりました。この名を聞いて、真っ先に浮かんでくるのが$H_2O$、そう、「水」の分子式かもしれませんね。

英語で「水素」を表す〝hydrogen〟には「水を生じるもの」という意味もあるのだとか。水素が発見されて、今年でちょうど250年。ただし、水素の誕生は約138億年前の宇宙誕生直後だったそうです。

宇宙でもっとも早く誕生した元素記号Hの水素は、すべての原子の中でも、もっとも小さくて軽い原子です。

通常「水素」というと〝$H_2$〟で表される水素の単体の水素分子（水素ガス）をい い、無色無臭の気体で、軽くて燃えやすいという性質があります。

そして、燃やしても地球温暖化の原因となる二酸化炭素を発生せずに、出るのは水だけ。そんなことから、エネルギー、それもクリーンエネルギーとして注目されるようになったのですね。

近年は、水素自動車などの話題を耳にすることも多くなっています。

エネルギーとしての水素への関心が高まる一方で、今、医療や美容の分野においても、水素が脚光を浴びています。

素晴らしい水素のパワーについて、いろいろな反応が伝わってきています。

「水素で肌ツヤがよくなった」

「水素で血圧が下がった」

「水素でアトピーがよくなった」

なんていうのは、ほんの一例。

身体を若返らせたり、病気を予防・改善したり、はかり知れない水素の可能性は、一時のブームで終わらないでしょう。適切な使用方法によっては、現代人の健康と美容に日常的に活用され、いずれは欠かせないものになるだろうと、たくさんの大学が明るい未来に望みをかけて研究を続けています。

臨床データや研究の成果がさらに上げられれば、予防医学や代替医療、そして何よりも医療費削減という観点からも、水素は非常に重要なキーポイントになるに違いないと、私も大いに期待しています。

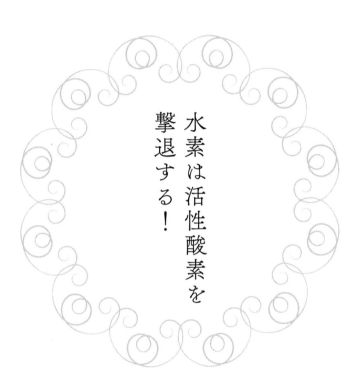

# 水素は活性酸素を撃退する！

水素がこれほど注目されるようになったのは、何といっても、その抗酸化力にあります。

身体の酸化といえば、要するに「老化」のことで、その大きな原因になっているのが「活性酸素」です。

そして、そんな怖い活性酸素をやっつけてくれる働きが「抗酸化」ということは、もう皆さん、よくご存知ですよね。

水素がもつ〝活性酸素を還元して取り除く力〟、これこそが抗酸化力です。

活性酸素は、体内に取り入れられた水素と反応し、還元されると水になってしまいます。あとは、身体の外に排出されるだけ、というわけです。

でも、活性酸素が除去されないと身体はどんどん酸化して、女性の大敵・シミやシワなどの肌のトラブル、がんや動脈硬化、糖尿病をはじめとする生活習慣病やさまざまな疾病を引き起こすことになります。

「何でそんな要らないもの体内で作っちゃうんだろう……」

そう言いたいところですが、活性酸素は、呼吸で取り込んだ酸素が燃焼するときにできる物質。つまり、身体に必要なエネルギーを作る過程で作られてしまうものですから、避けようがないのですね。

ちなみに、体内に取り込まれた酸素は、血液により細胞へと運ばれます。人の身体は60兆個もの細胞でできているといわれますが。そのひとつひとつにミトコンドリアという小さな器官がたくさんあり、そこで、酸素と脂肪や糖分を反応させてエネルギーが作られているのです。

その際に消費された酸素の約2％は活性酸素になるといわれますから、知らないうちに、体内ではかなりの量の活性酸素が発生していることになります。

ただ、本来私たちの身体は、自前の抗酸化パワーをもっています。というのは、活性酸素が過剰に発生すると、これを除去しようと、体内にある抗酸化酵素や抗酸化物質が作用するしくみになっているのです。

抗酸化物質といえば、よく知られているのは、ビタミンCやビタミンE、ポリフェノール、カテキンなどではないでしょうか。それに、コエンザイムQ10なども、特に女性にはおなじみですね。

でも、これらの抗酸化物質が体内に十分にないと、そのパワーを発揮することができません。当然、身体の老化はどんどん進んでいくことになります。

そこで、抗酸化物質の補給が必要になるわけです。

水素がとても注目されているのは、さまざまな抗酸化物質の中でも、特に優れた抗酸化物質だからなのです。

水素の抗酸化力は、ビタミンCの176倍、ポリフェノールの221倍、コエンザイムQ10の863倍ともいわれています。

この数字は計算で出された目安と思われますが、どこが、そんなにすぐれているのか、水素の抗酸化パワーについて、もう少し詳しく見ていきましょう。

# 悪玉だけを
# ねらい撃ち

水素の抗酸化パワーの標的はもちろん活性酸素ですが、ひと口に活性酸素といってもいくつかの種類があるそうです。実は、活性酸素のすべてが身体に害を与えるわけではないということ、ご存知でしたか？

中には、私たちの体内で、とても役に立っているものもあるのです。これは、ちょっと驚きですね。

この活性酸素は、体内に侵入した細菌やウィルスなどを撃退するために、白血球から放出されています。殺菌・消毒の働きを持つもので、いわば善玉活性酸素というところでしょうか。

一方で、悪玉活性酸素（ヒドロキシルラジカル）は、私たちの体中の細胞を傷つけ、ミトコンドリアやDNAまでも傷つけ弱らせてしまうことで、老化させたり病気を引き起こしたりする要因となっていきます。

人体の各細胞の外周にある細胞膜は不飽和脂肪酸という油を含んでいます。これが活性酸素と結びつくことで酸化し、過酸化脂質となって細胞は老化します。

まさに、鉄が酸化してサビるように、体内でも活性酸素による酸化が起こって身体がサビてしまうのです。活性酸素はまた、紫外線や放射線が細胞に照射されることでも発生することが知られています。

一方では私たちの身体を守り、もう一方では身体を傷つけてしまう活性酸素。なかなか厄介な相手じゃありませんか？

悪玉をやっつけるつもりが、善玉の方まで退治してしまったら、それはそれで身体が危険にさらされることになってしまうわけですから。

でも、ご安心ください！　水素には、悪玉活性酸素だけに反応するという、なんとも都合のよい性質があるのです。つまり、性質がTOO GOOD……〝よすぎる〟のです。

水素の抗酸化力の素晴らしさのひとつは、選択性にあるといわれています。

「選択性って何？」という疑問、もっともですね。

それは、水素の抗酸化パワーは、相手かまわず発揮されるわけではないということ。水素は、悪玉活性酸素だけに反応するという事実がすでに発見され、文献でも発表されています。

抗酸化物質が大きすぎたり、還元力が強すぎたりすると、善玉活性酸素まで中和・還元されて取り除いてしまいます。

けれども、水素においては、その分子の小ささや還元力から、身体に有害な悪玉活性酸素だけに反応することがわかってきたそうです。何だか、夢のような話じゃないですか？

さまざまな抗酸化物質の中でも、水素は特にすぐれた抗酸化物質……そう言われているのは、このためなのです。

悪玉活性酸素のあるところはどこへでも！

水素の抗酸化力が素晴らしいといわれているポイントは、もうひとつ。

それは、「水素分子がとても小さい」という点にあります。これが、ビタミンＣなどの抗酸化物質や薬などとの大きな違いです。

分子が小さいと、なぜ素晴らしいのでしょうか？

なぜなら、身体の中のどこへでも行けるから。ビタミンＣなどの抗酸化物質や薬は、その分子の大きさから、血管を通ってしか体内を移動することができません。

つまり、移動範囲とスピードに限界があることになります。

でも、水素は違います。

水素は、あらゆる物質の中でもっとも小さな分子。実際の水素分子の大きさは、直径０．０００５ミリといわれるミトコンドリアのわずか１／２５０なのだそうです。水素が小さい分子だといえる分子量の比較をしてみましょう。各抗酸化物質の分子量は水素と比べるととても大きいのです。水素を１とするとコエンザイムＱ10は８６３倍、ビタミンＥは４５１倍、カテキンは２９０倍、ポリフェノールは２２１倍、ビタミンＣでは１７６倍といわれています。

ちょっと想像するのも難しい大きさですが、この小さな水素分子は、アルミニウム以外のものは、すべて通り抜けてしまうというのです。皮膚はもちろんのこと、骨の組織さえ通り抜けることができるそうです。

さらには、血液脳関門によりほとんどの物質が届かないとされている脳にまで、水素は達することができるといわれます。ちなみに、血液脳関門というのは、脳にとって有害な物質が脳内に侵入することを防ぐためのバリアの働きをしています。

脳と同じくバリアが張りめぐらされている子宮にも、水素は入っていくことができます。子宮内膜症や卵巣の腫瘍など子宮に関わる疾患で、症状が好転したという報告があるのも、そんな特徴のおかげではないでしょうか。

それに、脾臓やすい臓など疾患が見つかりにくいといわれる身体の奥の臓器にも、水素はスイスイと浸透してゆくことができます。

このように、水素が身体の中に取り込まれると、体内を自由自在に移動し、身体のすみずみにまでいきわたることができるのです。

私たちの身体の中では、日々、活性酸素が発生しています。

疲労、ストレス、運動、紫外線、喫煙、アルコール……現代社会を生きるうえで避けることが難しいさまざまな原因が、体内のいたるところで活性酸素を作り出しているといえます。

どこにでも行ける水素なら、その体中のすべての活性酸素に作用することが可能になる、というわけですね。

自分では気付かない間に、水素が悪玉活性酸素を察知して勝手に、いえ心強くもやっつけてくれるなんて……。

病気になって初めて悪玉活性酸素が悪さをしている部位が分かったのでは、手遅れになりかねません。

一日も早く、水素の特性ならではの恩恵を皆さまにお届けしたくてワクワクしています。

# 毒のない、ただの水に

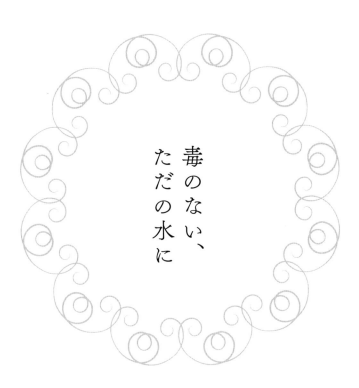

水素が注目されるほどに、抗酸化力のほかにも、私たちの身体に役に立つさまざまな水素の働きについて、耳にすることが多くなってきました。

たとえば、炎症を鎮める「抗炎症」の働きがある、アレルギーを抑える「抗アレルギー」の作用があるともいわれます。

また、水素には降圧剤と同じように、高血圧の人の血圧を下げる効果があるということが証明されています。

血圧を下げるというこの効果、普通、降圧剤を服用した場合には、高血圧の人だけでなく、標準血圧の人も、数値が下がってしまいます。

ところが、水素を取り入れた場合、この血圧を下げる力は高血圧の人にしか働かないという、魅力的な力が発揮されるというのです。

悪玉活性酸素だけを退治したり、高血圧の人の血圧だけを下げたり、強きをくじき、弱きを助ける……水素パワーは、なんだか正義の味方みたいですね。

こんなによいことだらけの強者だと、何かしら難点もあるはずなのですが……。

一般に、強い効果を持つものは副作用も強いという印象がありますね。しかし、水素に限っては、その心配はご無用！　水素は、どれだけ摂取しても身体に害を及ぼさないという〝無毒性〟をもっているのです。

たとえ、手強い悪玉活性酸素を相手にしても、活性酸素と反応して、酸素と水に変わるだけ。どちらにしても、身体にとっては無害なものとなるわけです。

そういえば、水素を吸入した後、私の場合、いつもよりトイレに行く回数が多くなります。「きっと、身体によくない活性酸素をきれいさっぱり水に流してくれたのね」と、ありがたい水素パワーを日ごろから実感しております。

また、前にもお話しした通り、水素は地球上でもっとも小さな分子です。

今、注目されている水素入浴剤や水素フェイスマスクでは皮膚から吸収することができますが、逆に、体内から出ていくことも自由自在です。

もし、反応するお相手の悪玉活性酸素がいなくなれば、今度は体外へと自然放出されるというわけですね。

このように安全で、しかもいろいろな効果を発揮する水素を取り入れているのが、医療と美容の現場です。

大学病院をはじめ、治療や予防医学に水素を活用していこうと研究する医療機関は急速に増えつつあるのが現状なのです。

そのように、日夜、懸命に研究してくださるドクターや医療関係者の方々に、心から感謝しています。

効果、効能、結果が〝良すぎる〟水素力を皆さまの健康サポーターとして、あたり前に、そして気軽に活用できる日が今から楽しみです。

第2章

# 水素って素晴らしい!

# 水素でマイナス10歳肌
# お肌がぐんと若返る

先日のこと、

「昨日、洗顔後すぐ長電話をしてしまい、気付いたら1時間以上も何もつけてなかった。それなのに顔が全然突っ張らなかったの。うそみたいでしょ？　水素のおかげね」

と、お客さまが大変驚かれていました。

水素吸入をされた後、ほとんどのお客さまの肌はしっとり潤ってツヤが出ます。即効性がありますから驚きです。

残念ながら、計測器がないために水分量を測ってみたことはないですが、そんな必要もないくらい一目瞭然。吸入前とは、皆さん、肌の状態が違ってきます。

男性の方も、お肌が光り、疲れもとれてすっきりされたご様子で、肌だけではなく表情もイキイキとしてお帰りになられます。

水のモトである水素が身体の中、細胞の奥までたっぷりと取り込まれるわけですから、肌が潤うのは当然かもしれませんが、感動です。

細胞までいきわたっていても、すぐに真皮などから抜けていくわけでなく、しばらくとどまっているのでしょうね。特に、吸入直後は、潤いが違って若々しく見えます。

日ごろから、お客さまの肌に直接触れてケアをし、施術前後の肌の状態などは、すべて私の指先センサーにインプットされています。ですから、指先で触れた瞬間に、今の肌の状態がハッキリとわかります。

水素吸入をされたお客さまは、必ず状態が上がっています。まず、お肌の触り心地が違う。赤ちゃんの肌のように柔らかく、キメも整って毛穴も目立たなくなり、とてもきれいです。

特に、年齢が高くなるほど、肌の状態の変化が大きいようです。その分、喜び度数もぐんと高くなるわけですね。

肌が潤いをなくすいちばんの原因は、真皮のコラーゲンが酸化して硬化、肌が適正な水分をキープできなくなるためです。

しっとり、もちもちの理想の肌を手に入れるために、酸化を抑えてくれる水素の力はとても大きいと思います。そんな美容家としての確信は、お客さまの肌の変化を目にするほどに、非常に強くなっていきます。

それに何より、水素を吸入している私のスタッフや、グループ企業のオーナーさんたちは皆、年齢不詳？　実年齢より5～10歳は必ず若く見られて、そのうれしい勘違いをひそかに喜んでいるみたいです。

化粧水のＣＭで「吸い付くような肌」という表現がありますが、それが本当に実現できたら、こんな幸せなことはありませんよね？

# 水素でぷるるん肌
# シミ、シワも、くすみもサヨナラ！

お顔はもちろん、首すじ、手や腕……身体のあちこちに現れるシミは、特に女性にとっては何とも気になる存在ですね。コンシーラーやクリームタイプのファンデーションを使っている方も多いですね。

「あら。いつの間に、こんなところに？」

鏡の中の自分を見て、ふと気付いてしまったシミやシワ、それに肌のくすみ……。老けた印象を与えかねない、こんな変化は、少しでも除いておきたいですよね。

シミ、シワ、くすみは、過酸化脂質とメラニン色素が主な原因です。これも、活性酸素が関係しているのです。

もともと酸化力の強い活性酸素は、不安定な物質で何かと結合しようとする性質をもっています。

これが肌の中で脂質と結合すると、過酸化脂質が生まれます。酸化したドロドロの脂質は、周囲を巻き込んで連鎖的に増加していきます。

こうして、肌のシミ、シワ、くすみもどんどん広がっていってしまうのです。

酸化の進行を少しでも減らし、この負の連鎖を早めに断ち切らないと、肌の老化は一挙に進んでしまうことになります。

また、美白の大敵・メラニン色素も、活性酸素のありがたくない副産物です。紫外線を浴びると、肌を守るために活性酸素がチロシナーゼという酵素を活性化させて、メラニン色素を増加させるのです。

メラニン色素は、表皮のターンオーバーによって角質とともに排出されるのですが、過剰に作られると、なかなか排出しきれずに蓄積されてシミなどのトラブルを引き起こしてしまいます。

活性酸素が体内に増えると、新陳代謝も悪くなります。そのため、普通は28日で肌が生まれ変わるターンオーバーもだんだん周期が長くなり、フレッシュな肌に生まれ変わりにくくなります。

水素をたっぷり取り込んで、体内の活性酸素を除去して酸化を防ぐことは、このようなさまざまな肌老化トラブルから素肌を守り、若々しさを保つためにもとても有効といえるでしょう。何歳になってもナチュラルな素顔に自信が持てることが、幸せな奇跡をもたらします。

水素で若々しく

# 白髪や薄毛にも水素パワー

年齢よりも老けた印象を与えてしまうものといえば、白髪や薄毛などの髪の状態もとても気になります。

白髪が出るのは、髪を黒くするメラニン不足や、メラニンを合成する細胞・メラノサイトの働きが低下することなどが原因といわれています。

それに加えて、最近では、活性酸素の一種である過酸化水素が体内へ蓄積されることも、大きな原因と考えられています。

これは、２００９年の「ＦＡＳＥＢ（Federation of American Societies for Experimental Biology）ジャーナル」電子版の記事がきっかけとなっているようです。

その中で、毛母細胞周辺の毛包で生じる過酸化水素の蓄積がメラニン色素を破壊し、白髪の原因になると発表されたのです。

この研究は世界中で大きな話題になり、現在では、過酸化水素が白髪の主な原因の一つとされています。

また、年齢を重ねるほどに髪が薄くなり、ボリュームがなくなってヘアスタイルがうまく決まらない……という悩みも多くなってきます。

男性だけではなく、女性も年齢を重ねると薄毛でボリュームがなくなって悩んでいらっしゃる方がとても多いのです。細く、コシがなくなり、髪の本数は変わらずともヘアスタイルが決まらず、老けた印象になってしまいます。

こんな薄毛も、実は、その原因のひとつが悪玉活性酸素といわれています。紫外線や整髪料などにより髪の中で悪玉活性酸素が発生し、髪の毛を作り出す毛母細胞がダメージを受け、本来の働きが弱まってしまっているのだそうです。

それなら、水素で活性酸素を除去し、髪の毛や細胞を健康に保つことで、髪の悩みも少なからず軽減することができるのではないでしょうか？

私は、担当の美容師さんにいつも驚かれるほど髪の伸びが早く、年齢の割にはほとんど白髪がありません。最近ではツヤも出て、キューティクルによる天使の輪がくっきり出現。これ、本当なんです!!

水素でリフレッシュ

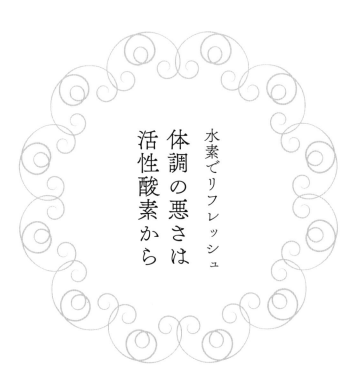

# 体調の悪さは活性酸素から

「頭がスッキリした」

「身体が軽く、楽になった……」

「視界が明るくなった」

水素を吸入された方々の多くが、このような感想を口にされます。

中には、水素吸入を続けることで、がんの腫瘍マーカーが下がったり、高血圧が改善されたり、リウマチの痛みが和らいだりといった病状が好転されたお客さまも実際にはたくさんいらっしゃいます。

私は、医師でも研究者でもありませんが、いろいろな方の反応、状態の変化を目のあたりにして、水素で悪い活性酸素を取り除くことが、こんなにも身体に有効なのかという思いが強まっています。

それというのも、さまざまな身体の不調や疾患が悪玉活性酸素によって引き起こされているということです。

循環器系、消化器系、皮膚科系をはじめ悪玉活性酸素が関わっている病気は多岐にわたっています。

それは、私たちを苦しめる病気のうち、なんと90％にも上るといわれています。

そうならば、抗酸化パワーの強い水素が、これらの病気の予防や症状の改善や緩和に効果があっても、何の不思議もないわけですね。

当然のことながら、医療・健康・食品の分野において、多くの大学や機関などで水素の研究が進んでいるということもうなずけるのではないでしょうか。

水素で体内デトックス

# 活性酸素が原因の病気と水素の関係

## ◎水素は滋養強壮剤ならぬ疲労回復剤？

なんとなく身体がダルい、やる気が起きない、すっきり目覚められない、筋肉がこわばる……多忙な現代人は、慢性的な疲労に悩まされていることが少なくありません。

サロンにいらっしゃるお客さまの中にも、そのようなお悩みを気にかけている方が大勢いらっしゃいます。

それだけに、水素で心身ともにすっきりとデトックスされ、笑顔で帰られるのを見送るのは、何よりも幸せなひとときといえます。

たかが疲れ……でも、万病のモトです。

疲労がたまると、自律神経のバランスが乱れてきます。それが、ホルモンや免疫のバランスも乱し、免疫力を低下させてしまいます。

こうなると、私たちの身体は病原菌やウィルスなどの標的になってしまいます。要注意ですね。

疲労の原因は、活性酸素がたまった酸化ストレス状態といわれます。つまり、水素で活性酸素を除去すれば、疲労回復の効果が望めるということです。

多くのお客さまの笑顔が、それを証明してくれていると思います。

また、筋肉の疲労についても、「自分を追い込み体力の限界に日々、挑戦しているアスリートが水素水を摂取しながら激しい筋力トレーニングを行ったところ、乳酸の上昇が抑制され、筋疲労が抑えられた」という筑波大学の研究データもあるようです。トレーニング後の回復もかなり早いと実感できて、より高度でハードなトレーニングが可能になり、好成績につながっているようです。

## ◎過酸化脂質を除去して血管を守る?!

シミやシワの原因のひとつになっている過酸化脂質は、血管の中でも悪さをします。

血管内にたまったLDLコレステロールなどの脂質が酸化して発生した過酸化脂

質は、血管内に付着して血管を狭くしたり弾力をなくしたりして、いわゆる動脈硬化を引き起こします。

2014年厚生労働省の「患者調査」によると、日本では、高血圧疾患が1010万8千人、高脂血症が206万2千人、心疾患が172万9千人という恐るべき結果になっています。

動脈硬化が起きると、脳卒中、脳梗塞などの脳疾患や心疾患など生活習慣病のリスク大。高血圧、脂質異常症、糖尿病をはじめ、さまざまな怖い病気にかかりやすくなりますので気をつけたいものですね。

水素パワーの特徴の一つが、この過酸化脂質を除去する働きです。

脂質とくっついて、過酸化脂質を作り出す活性酸素を水素の力で取り除くことで、動脈硬化やさまざまな脳疾患、心疾患を防ぐことができることになります。

島根大学医学部の動物実験では、「メタボリック症候群のラットは、水素により、LDLコレステロールの低下、肝機能障害発症抑制、腎臓障害発展抑制などの効果があった」と認められているそうです。

# ◎血糖値をコントロール

国内の総患者数が３１６万６千人にも上る糖尿病。ここ４年間で46万６千人も増えて過去最高になったとのことです。日本人男性の約16％、女性の約10％は糖尿病の疑いがあるといわれています（２０１４年）。血糖値をコントロールせずに放っておくと、全身にさまざまな合併症を引き起こしてしまいます。

腎臓障害や網膜症、神経障害などの三大合併症に加えて、脳梗塞、心筋梗塞など命に関わる病気、高血圧や脂質異常症などの動脈硬化につながる病気、また、歯周病や認知症などが現れることもあるようです。

糖尿病は皆さんもご存知の通り、インスリンの分泌が少なかったり、働きが悪くなったりして血糖値（血中ブドウ糖）が下がらずに起きる病気です。

このインスリンを生む、すい臓のβ細胞は、活性酸素に非常に弱いことがわかっているそうです。活性酸素によってβ細胞がダメージを受けると、インスリンの分泌量が低下。また、ブドウ糖をエネルギーに変えるミトコンドリアが傷つくと、血中のブドウ糖を取り込む働きも悪くなり、糖尿病が起きてしまうのですね。

そこで、水素の出番となります。細胞にも浸透することができる水素は、この活性酸素から細胞を守り、インスリンの分泌を促進したり、代謝を上げて血糖値を下げたりする働きをすることが、すでにいろいろな論文により証明されています。

患者予備軍といわれる境界型糖尿病の人が、水素水を飲むことで、8週間で血糖値が正常に戻ったという報告もあるそうです。

## ◎抗アレルギー・パワーも

花粉症などのアレルギー性鼻炎、ぜんそく、アトピー性皮膚炎、食物アレルギーなどアレルギーは、体内の免疫システムが外部からの刺激に過剰に反応することで起こります。

アレルゲン（アレルギーを起こす物質）に対し、免疫をつかさどる細胞が過剰に反応して、これを排除しようといろいろな症状を引き起こすのですね。

たとえば、花粉症なら、体内に入ってきたアレルゲンの花粉を身体の免疫システムが「異物」と認識すると、これを排除しようと「IgE」という抗体が作られます。これが目や鼻の粘膜の細胞に作用して「ヒスタミン」という炎症物質を放出し、くしゃみや目のかゆみなどの症状を引き起こすのだそうです。

この炎症が起きたところには大量の活性酸素が発生、症状をさらに悪化させるといわれます。水素を体内に取り込み、活性酸素を除去することで、この過剰な免疫反応や炎症反応を抑えられるようです。

水素がアレルギー反応を止めるということは、ラットを使った名古屋大学医学部の研究などでも見つけられています。

アレルギーの中でも、遺伝的にIgE抗体を作りやすい体質の人が、アレルギー反応を起こしてできる皮膚炎をアトピー性皮膚炎といいますが、この99％は活性酸素の除去によって治癒するそうです。

## ◎炎症をダブルで抑える？

関節リウマチの患者が水素水の飲用によって症状が改善したという臨床試験のデータなどもあり、関節リウマチの治療に水素が有効なことがよく知られています。関節リウマチは、関節に炎症が起こり、腫れや痛みが生じたりする慢性の炎症性疾患です。

炎症は、ご存知の通り細菌などが侵入しないように働く身体の免疫作用の一つです。この作用には活性酸素が関わっていて、過剰に作用すると、細菌などの外敵だけでなく自分の細胞まで攻撃し、腫れや痛みが出たりするようです。

水素は、この活性酸素を除去して炎症を抑えると同時に、炎症を拡大する〝炎症性サイトカイン〟という物質を減らす働きを持っていることも、いろいろな研究で明らかになっています。

この働きは、関節リウマチに限らず、他の炎症性の疾患に有効のようです。

## ◎がん治療と水素

早期発見、早期治療などで治るようになったとはいえ、がんは依然として日本人の死因のトップを維持する怖い病気であることに変わりはありません。

正常な細胞が変異を起こしてがん細胞に変わり、細胞増殖のコントロールが効かなくなり、勝手に増えてしまう病気なのです。

その原因のひとつが、活性酸素とされています。活性酸素で酸化した細胞が傷つくことで、がんが発生すると考えられるのですね。

そのため、活性酸素を除去する水素を取り込むことで、がんの改善がみられたというケースも多く報告されています。大腸がんや子宮がん、乳がん、前立腺がんをはじめさまざまながんの患者の腫瘍マーカーの数値が、水素吸入により下がるなどの報告が多数あるようです。

また、がんの主要な治療法である抗がん剤、放射線治療、切除・摘出手術などでは、いずれの場合も、大量の活性酸素が発生するそうです。

この活性酸素が副作用を悪化させたり、がんの悪性化、新たながんの発生を促す可能性も高く、水素を吸入することで、副作用を軽減したり、治療の効果を高めたりすることにつながるようです。最近の治療法では免疫療法やオゾン療法（血液のクレンジング療法）、フュージョン細胞治療法など度々耳にするようになりました。今後に期待します。

## ◎ストップ！　骨の老化

骨粗しょう症は、加齢などによって骨の代謝が衰えることで、骨の量が減ってしまい、もろくなって骨折を起こしやすくなる骨の老化現象です。骨の代謝に深く関わっている女性ホルモン・エストロゲンの分泌が急激に減少する閉経後の女性などに、特に発症しやすいので注意が必要です。

この骨粗しょう症の治療にも、水素がひと役買ってくれそうです。活性酸素の増加が骨形成を妨げる一因になっているということが、最近の調査で確認されていますから、水素でこれを除去することは、骨を元気にする助けになってもらえそうです。

また、骨粗しょう症モデルの卵巣摘出ラットを使った実験では、閉経後の女性の骨粗しょう症に対する治療に、水素の効果が期待できるとされています。

## ◎パーキンソン病の予防にも

日本人の1000人に1人がかかるといわれる難病パーキンソン病。神経伝達物質のドーパミンが減少することで起こるともいわれますが、詳しい原因はまだわかっていないようです。

九州大学とパナソニック電工の研究グループが「水素が脳の細胞の破壊を抑え、細胞を壊す原因とされている活性酸素を減らすことで、このパーキンソン病などの予防や治療につながる可能性がある」ことを発見し、米科学誌『PLOS ONE』に論文を発表した。

これは、九州大学の野田百美准教授らが、マウスに薬を投与し、パーキンソン病患者に見られる症状と同様に脳の神経細胞を破壊させた実験結果によるものです。「マウスに水素をわずかに含んだ水を与えたところ、水素を0．08ppm含んだ水を1週間飲ませたマウスは、細胞死の進行が抑えられ、活性酸素の量も減っていたこと」が確認されたそうです。

また、順天堂大学医学部の研究チームによるパーキンソン病患者への臨床試験でも、検証数は少ないですが好結果が得られています。

水素が細胞死を抑えるしくみについては、まだ明らかになっていませんが、今後、臨床試験も実施して実用化を目指すということで、さらなる良き研究成果が待たれるところです。

パーキンソン病は合併症として認知症を伴うことが多いようですが、政府までも「水素で認知症が改善するのでは？」といわれているとか……。

ほかにも、活性酸素が原因とされている病気はたくさんあります。それらの病気には、活性酸素を除去する水素を身体に取り込むことは、有効性が高いと考えられるのです。

## ◉活性酸素が原因といわれる疾患

血管性疾患……動脈硬化　心筋梗塞　脳卒中（脳梗塞・脳内出血・くも膜下出血）
内科系疾患……がん　糖尿病　白内障　肝炎　腎炎　胃潰瘍　腸管潰瘍　性欲減退
皮膚科系疾患……アトピー性皮膚炎　シミ　ソバカス　シワ　肌荒れ　やけど
特殊な疾患……膠原病　パーキンソン病　ベーチェット病　川崎病　関節リューマチ
レイノー病
その他……一般の炎症（花粉症　鼻炎など）冷え性　肩こり　便秘　疲労　二日
酔い

# 水素で心も元気に

水素を吸って活性酸素を退治することで、体調がよくなった、症状が改善されたなどという話をいろいろ聞きますが、私は日ごろから、水素が心にもよく効くということを実感しています。

水素の吸入を求めていろいろなお客さまがいらっしゃいますが、心の不調のために見える方も少なくありません。

お子さんの不登校になす術がなく、ワラをもすがる思いでいらした親子連れ、すぐにキレるというお子さんを同行されたお母さま、外出もままならず、家にこもって社会に適応できず悩んでいる女性、パニック障害、うつ病、躁うつ病など、それぞれに問題を抱えた方々がいらっしゃいます。

そのようなお客さまたちが、数十分の水素吸入で、まるで別人のように生まれ変わって帰っていかれる様子は、感慨深いものがあります。

「あぁ、水素をご紹介出来てよかった」

そう思える瞬間なのです。

心の病で病院へ行っても、強めの向精神薬を処方され、その薬に依存し頼らざるを得ない状況に陥ることも少なくないようです。

自分自身のこと、またお子さんのことなどで、誰にも打ち明けられずに悩んでいる人がどれほどいるのかと心が痛みます。

こうしたトラブルの多くも、水素でよくなっているところを見ると、身体の中の活性酸素が悪さをしていることが大きな原因なのかもしれません。

言葉も少なくうつむきかげんだった方が、水素体験後には、会話がはずみ、時折笑顔があらわれ、手を振って帰られる姿に涙が出そうになることもしばしばです。


活性酸素を発生させる大きな原因の一つに、ストレスがあります。

ストレスを感じると、脳が反応し副腎皮質が刺激されて、コルチゾールという〝ストレスホルモン〟が分泌されます。このストレスホルモンが分解されるとき、活性酸素が大量に発生されます。

コルチゾールが多く分泌され、活性酸素が過剰に発生すると、脳細胞が萎縮し、セロトニンの分泌がうまくいかなくなるようです。

セロトニンは、皆さんもよくご存知の通り、〝幸せホルモン〟と呼ばれるもの。心の安定に大切な働きをしていて、これが不足すると、精神のバランスがくずれやすく、イライラしたり、落ち込みやすくなったりするのですね。

うつ病など心の病は、このセロトニンの分泌不足が原因ともいわれています。

また、コルチゾールは、血糖値の上昇や抗炎症作用、記憶力の低下、筋力などにも関わりがあるそうです。

# 不眠を解消

心配ごとが頭から離れなかったり、悲しいことがあったり、ストレスのかかった状態が続いていると、睡眠に問題が出てくることがありますね。

眠りが浅かったり、寝つきが悪かったり、睡眠の質が悪いと、脳や心身の疲労もきちっととれずに疲れがたまり、やる気が出なくなりいつもだるくなって健康を損ねるモトになります。

ストレスなどで自律神経が過敏になり、活性酸素が過剰に発生して緊張状態を引き起こしていることが起因しています。

大阪市立大学大学院、健康科学イノベーションセンター、メロディアン株式会社、理化学研究所などの共同研究グループは、高濃度水素水と普通の水の摂取の比較を行いました。４週間にわたる起床時と夕食時の水素水（各３００ml）の摂取で、睡眠の質が上がり、交感神経の指標値が低下したというデータを発表しています。

これにより、水素は過剰な活性酸素を除去して、神経の緊張状態を解放、リラックス効果があると結論づけています。

サロンには、超多忙なビジネスマンの方も何とか時間をやりくりして、よく水素吸入にいらっしゃいますが、皆さんほとんどの方が、驚くほどに爆睡されていますね。

「あぁ、お疲れなんだな……」

いつもそう感じています。

吸入が始まって15分くらいすると、シャッターがバシャと落ちるように眠りにつきます。交感神経の指標値などはわかりませんが、緊張していた脳がほっこり和らぐ瞬間があるようで、そこから深い眠りに入られます。

そして、20分くらいは熟睡されていらっしゃいます。

「あぁスッキリした！　何だか3時間くらい寝た気がする」

多くの方が、そうおっしゃいます。

きっと、水素が活性酸素をやっつけて、セロトニンや眠りのホルモン・メラトニンをたっぷり出してくれたのかしら。お役に立てた喜びをかみしめる瞬間です。

# 「ギックリでビックリ?!」私の水素吸入初体験

「水素を吸っただけで、ホントにそんなに元気になれるの？」

きっと、そんなふうに思っている人も少なくないのでは？　確かに、いろいろな症状を改善した人がいるとお伝えしても、半信半疑なのも仕方がないことかもしれません。

私が自信をもって皆さんに水素をご紹介しているのは、実は、自分自身が信じられないような体験をしたからです。

皆さんを元気にするのが自分の仕事だと使命感を抱いておりますので、こんなによいものをお勧めせずにはいられないのです。

それは、ちょうど1年半ほど前のことです。

そのころの私は、長年がむしゃらに働き続けてきたこともあって、慢性的な腰痛、腱鞘炎など身体はボロボロ、そこに、更年期障害や自律神経失調症にも襲われ、がんの疑いをきっかけに心のバランスも身体の調和も乱れていました。

身体が健康でないときは、いろいろな巡り合わせも悪くなるようで、ビジネスは停滞してしまい、人間関係の悩みなども加わって、人生最悪の時期でした。でも、私を頼り信じて応援し、ついてきてくれる家族やスタッフ、仕事仲間、取引先、お客さまたちにツラい顔など見せたくなくて、ひそかに「死んだらラクかな……」なんて初めて思うこともあり、自分でもハッとしました。

日々、追いつめられていたある日、家にいて床に落ちた紙を拾おうとして前かがみになったとき、腰から背中にかけて激痛が突然来ました、ギクッと。生まれて初めてのぎっくり腰の体験でした。

「来た!!」と思いましたが、そのまま一歩も動けず、その場にうずくまるしかありません。2時間ほどもそうしていたでしょうか。何とかしなければと意を決して、少しずつ少しずつ、その姿勢のままで前進しました。

ようやくエレベーターの前にたどり着いたものの、腕を伸ばすこともできず、ボタンに手が届かない……。途方にくれその場に丸まっている私の様子が珍しいのか、猫たちが背中に乗ってきたり甘えてすり寄ってきたりしました。猫の手も借りたいのに貸してくれませんでした（笑）。そんな中、ふと目に入ったのが、スリッパ。これを握りしめて、何とかボタンを叩き、ドアにはさまれながらもやっと乗り込んでリビングに移動、携帯電話にたどり着いて友だちに来てもらいました。

そして、連れられて行った先はもちろん水素吸入サロンでした。

ひとりでは身動きもできない切羽詰まった状況なのに、いえ、だからこそ前から興味があり情報を集めていた「あの水素吸入を試してみよう!!」と思ったのです。リウマチにも効くといわれる水素なら、この痛みも何とかしてくれるかも、と。文字通りのワラにもすがるような気持ちで向かいました。今思い返すと「神様のお導き」だったのではないかと思うのです。

# 水素帰りは別人に?!

果たして、私の水素吸入初体験はいかに⁉

ぎっくり腰経験者という運転手さんに同情されながら、ゆっくりゆっくり友人の手につかまってタクシーに乗り、知人のサロンへ向かいました。

痛まないように恐る恐るリクライニングソファに座って、水素を吸うこと2サイクル、2時間。ほんわりと心地よく、しばらくぶりに心も身体もリラックスできました。

そして終了と同時に、「ありがとうございました♪」と明るい声で何気なくスッと立ち上がっていたのです。

「あれ？　座るときは恐る恐るだったのに…」と気付きました。なぜか、とても身体が軽い。気持ちも晴々として、その空間が明るく見えるのに大変驚きました。

「本当に⁉」と思って、もう一度座ってみて、また立って……。やはり、スッと立てる。身体の芯には、兆候というか危険因子みたいなものは残ってはいるのですが、立つことができたのです。

友人たちは心配し、フェイスブックを通じて「1週間は動けないし、絶対安静だからね!!」と、皆とても気にかけてくれていました。明日から大事な打ち合わせや作業が立て続けに入っていたので「予約が詰まって休めないのに……どうしようかな」と考えていました。

もう「びっくり」なんてものじゃないです。「これが、水素パワー!?」と、水素に対する私の中の疑いが確信に変わり、うれしい衝撃が走った瞬間でした。

帰りも、先ほどのタクシーの運転手さんに迎えに来ていただいていたのですが、普通に歩いて出てきた私の姿を見て「別人かと思った」と驚きを隠せませんでした。「一体、何をしてきたんですか？　ぜひ教えてください」と。

もちろん「水素を吸ってウトウトしてきただけです!!」とお答えしました。

実は、これだけではありませんでした。

本当なら、ぎっくり腰が出たら1週間は安静にしていないといけないようなのですが、翌日から、普通に、いえ、これまでになく元気に仕事をしていました。

1年間も苦しんでいた体調不良や不安など何もなかったように、やる気満々。こちらも別人みたいです。それから1週間、仕事も非常にはかどりました。薬もとらず、治療もせず、生活習慣も何も変えていません。逆にとてもハードな一週間でした。

その理由をあれこれ考えてみましたが、どうしても水素しか思い当たりません。たった1回、2時間の水素吸入だけで、この変わりようです。

もう一度確かめたいと、再び水素吸入に行ってみましたが、やはり調子がいい。そこで即、水素マシンの入手を考えました。自分のまわりの大切な人にまずは吸入してもらいたいという思いからでした。

この水素のパワーには、本当に感動しました。私は素直な直感力を大事にしますので、いいものはいいと思えるし、信じたものはあまり疑わない。こんな性格なので、もしかしたら人の倍くらい効果が出やすいのかもしれませんが（笑）

そして、今から半年ほど前の２０１６年2月に、私は自宅の階段を踏みはずし、右足の小指をポッキリと骨折。皮膚が裂け、小指が外側にぶらりと倒れてしまうケガをしてしまいました。

クリニックに行ったところ、指を元の位置に戻し、10針も縫わなければならない大ケガです。診断は「全治1か月以上」とのことで、当日の痛みと腫れは大変なものでした。

毎日クリニックでレーザー治療をしていただきながら、患部を清潔に保つ一方で、もちろん、水素吸入も朝、昼、晩と多めに行いました。

その後、回復がとても早く、ケガをした9日後には骨が完全に付いてギブスが取れ、抜糸も済ませました。ブーツをはいて普通に過ごすことができるまでになっていたのです。

全治1か月のはずが、三分の一の治療期間で日常生活へ戻れ、本当にありがたく、健康の素晴らしさと水素に感謝したできごとになりました。

こんな素晴らしい喜びと感動を、皆さんと分け合いたいという思いを強く抱いた体験でした。

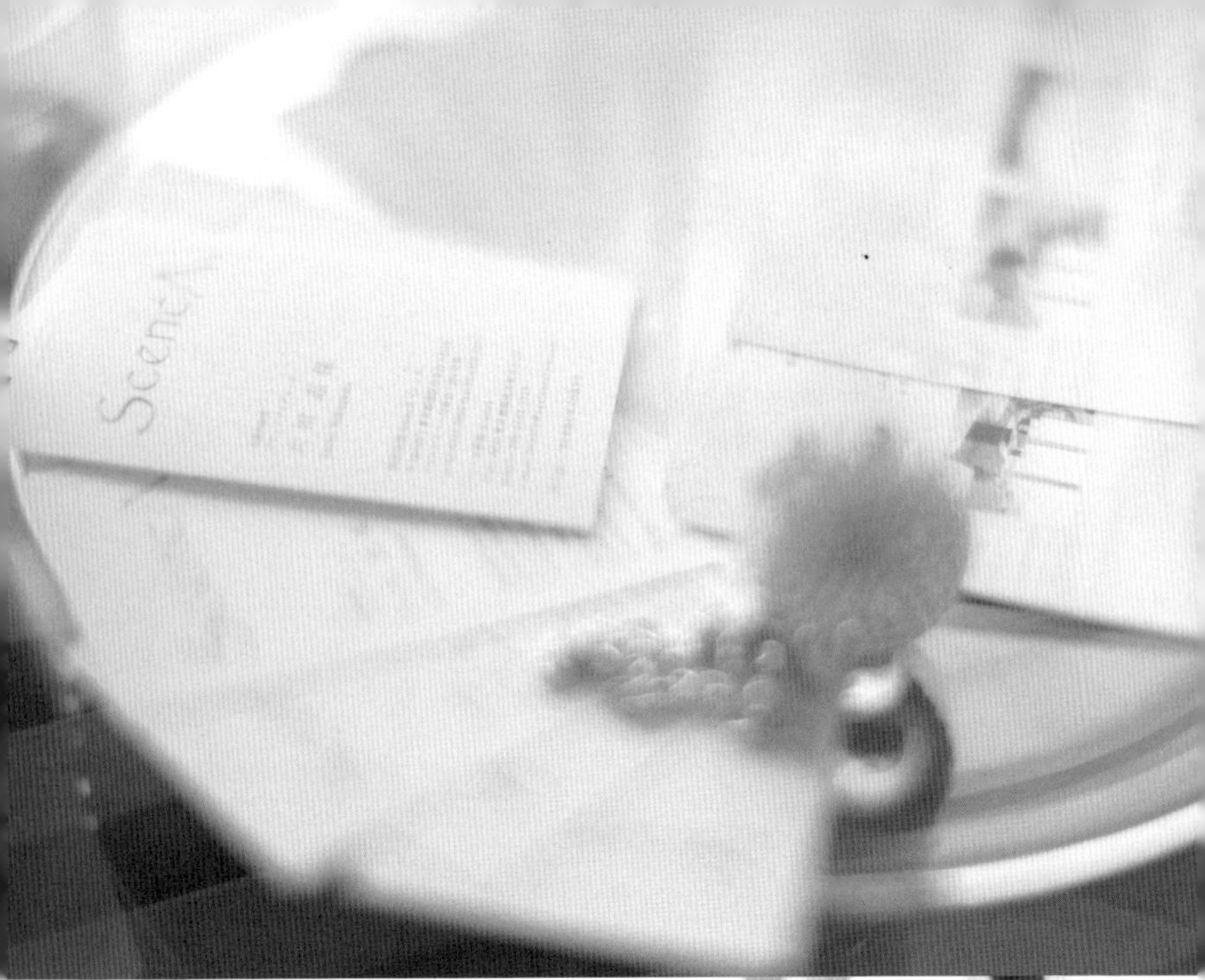

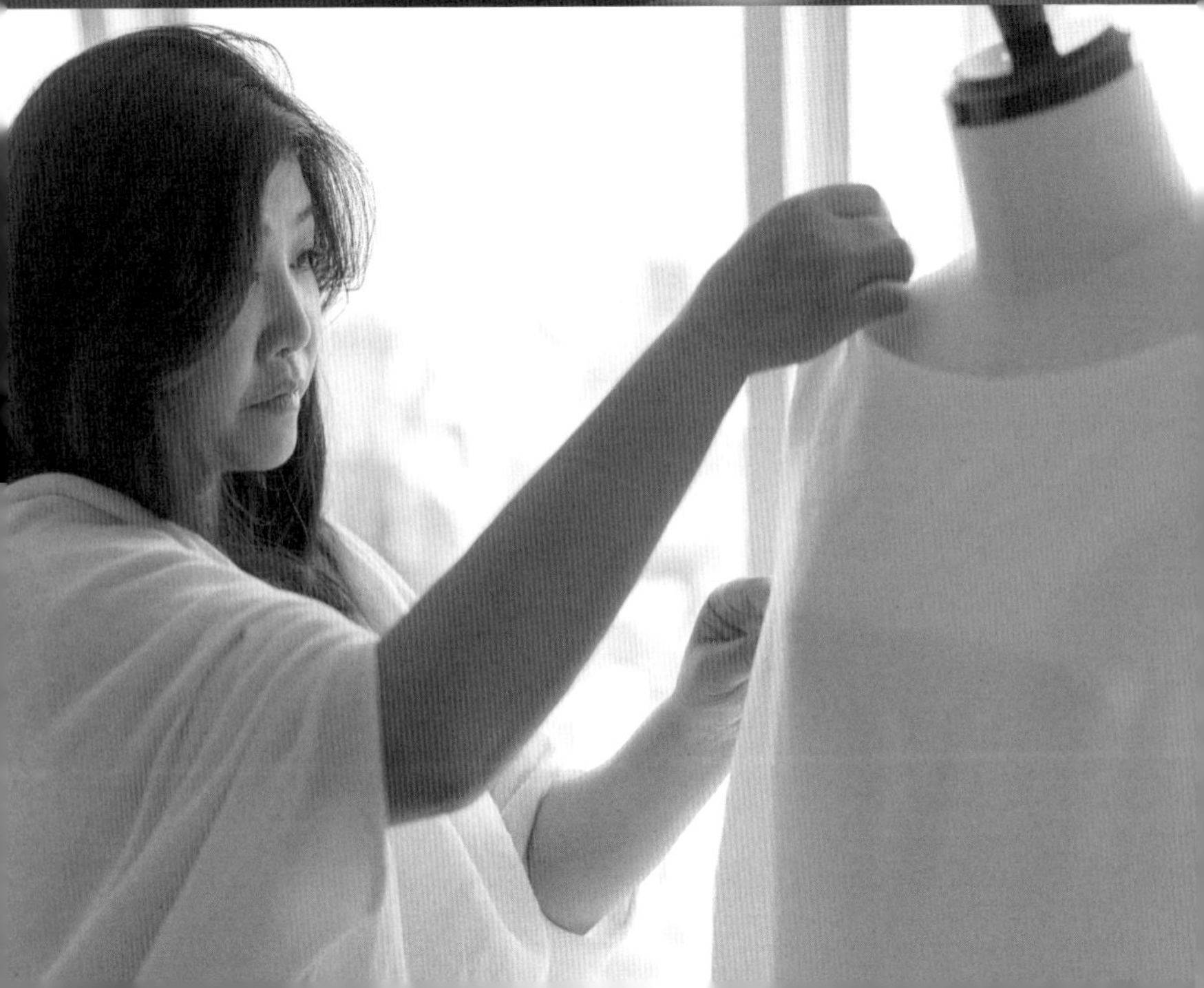

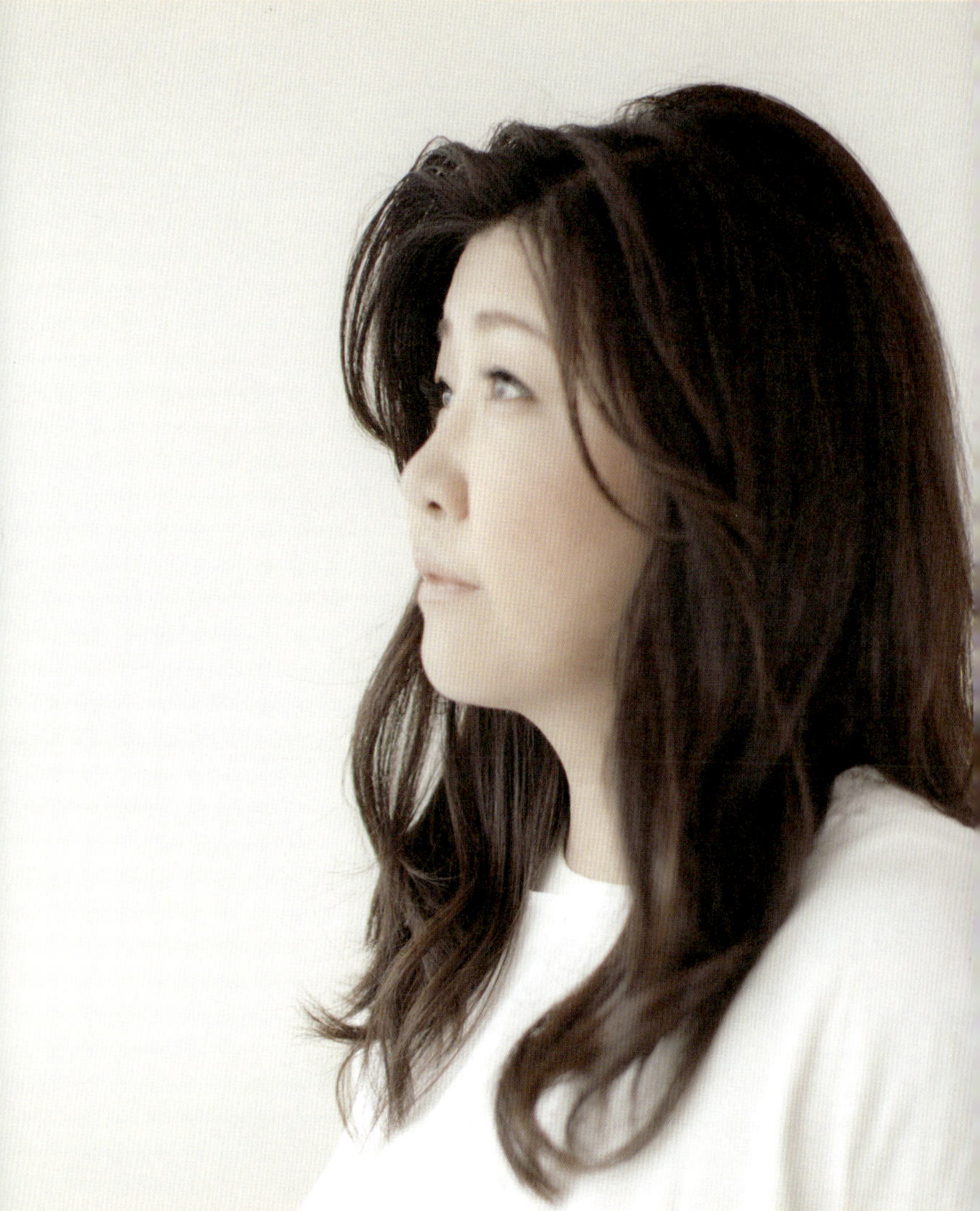

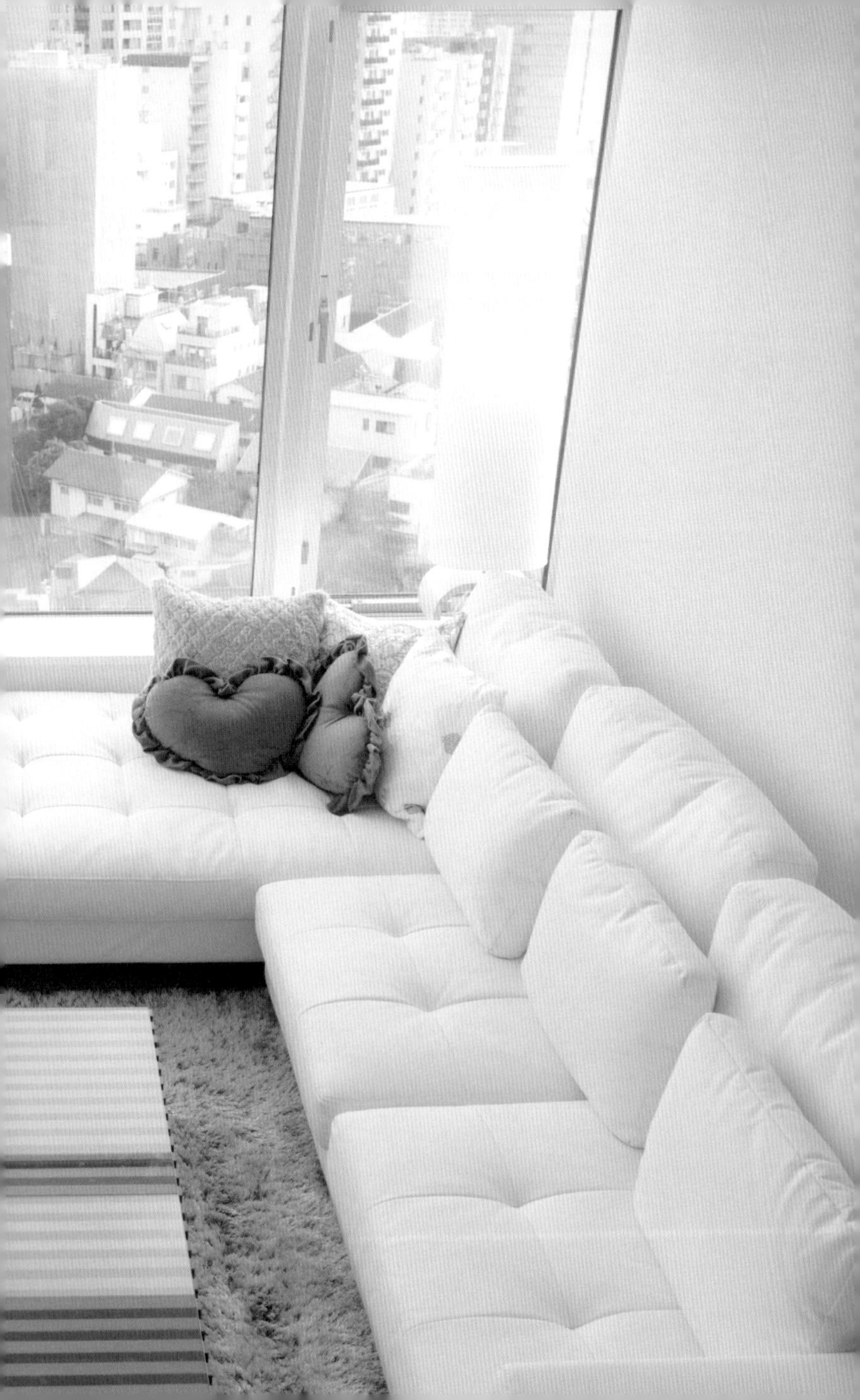

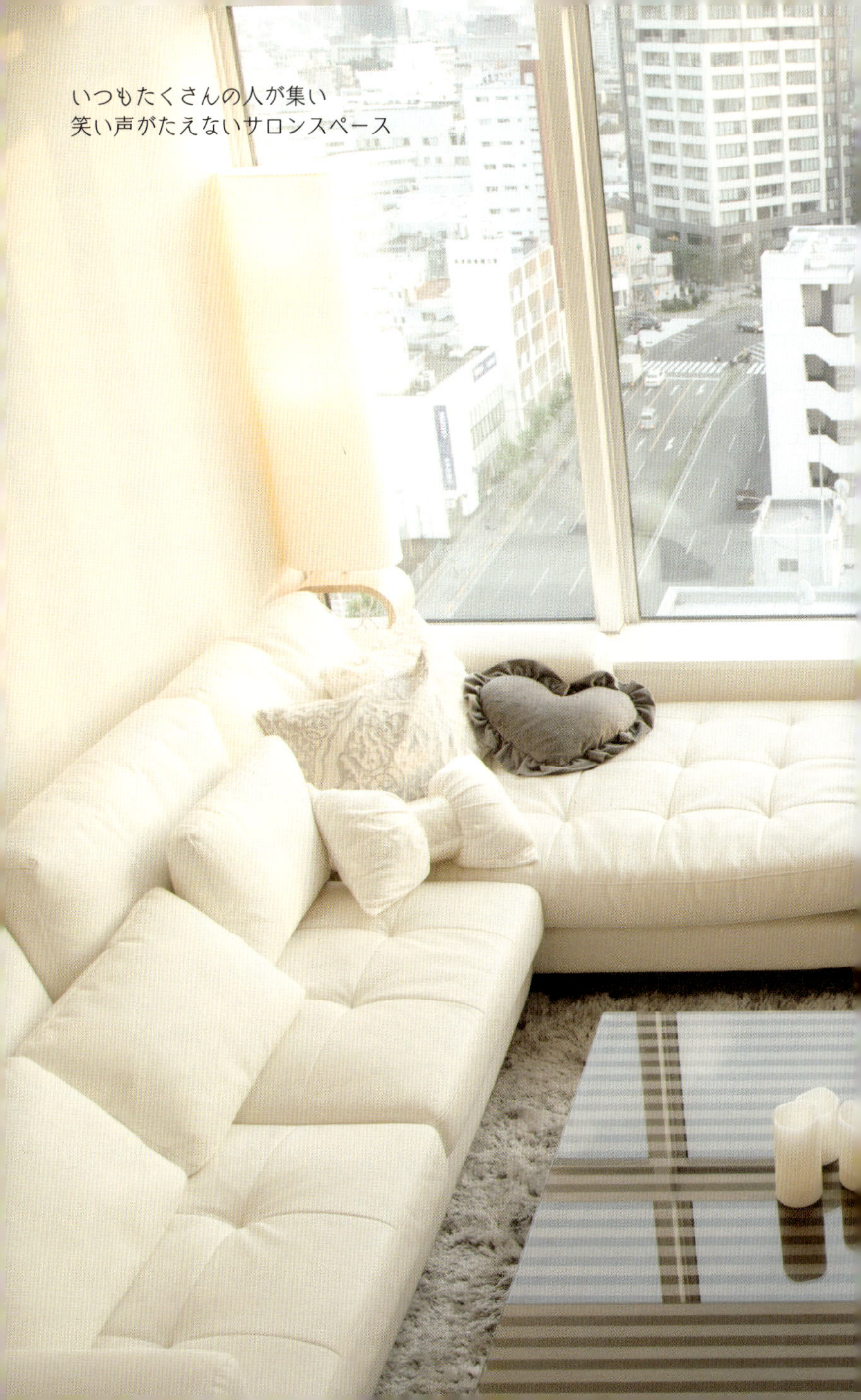

いつもたくさんの人が集い
笑い声がたえないサロンスペース

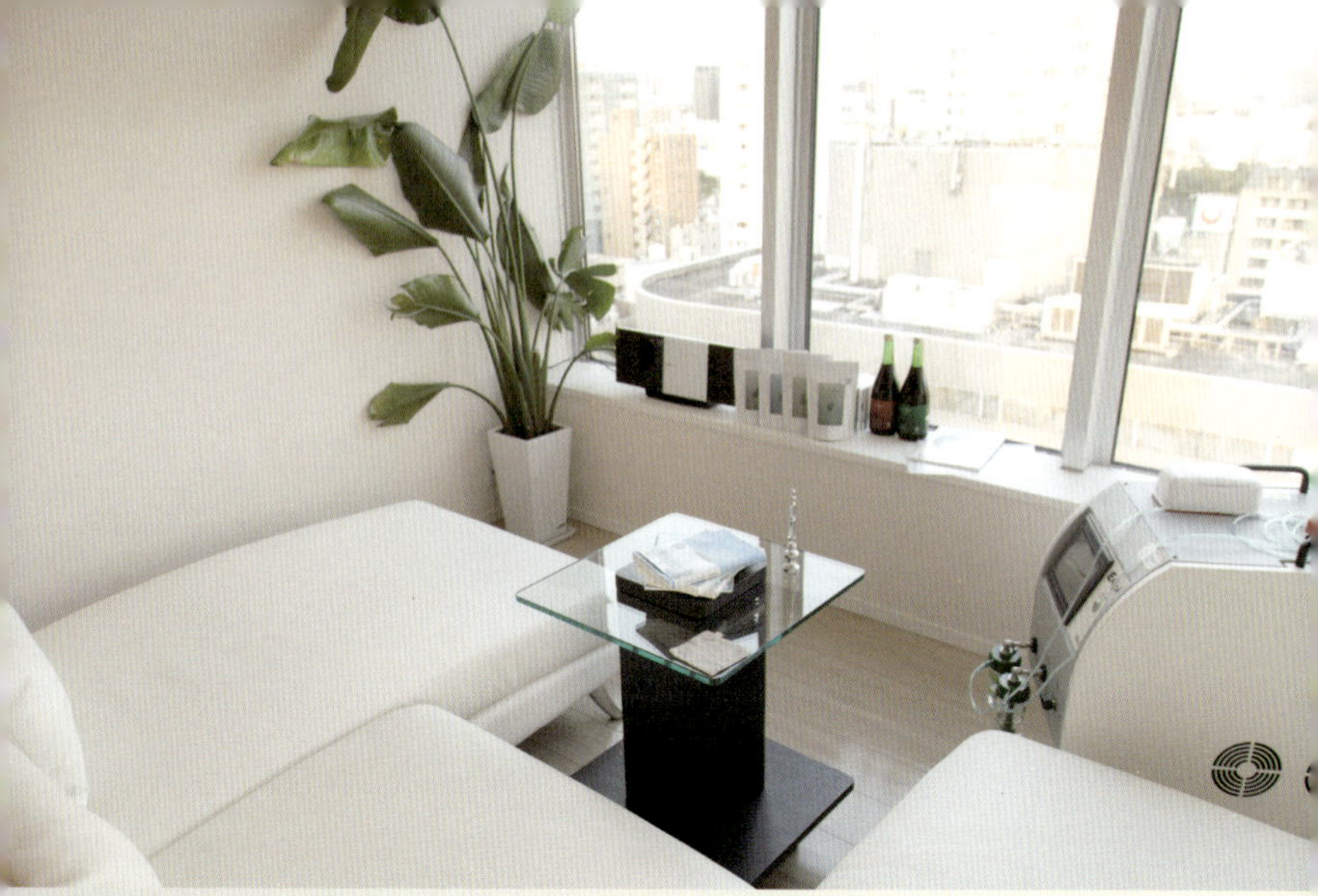

水素 ROOM から見渡す東京の空

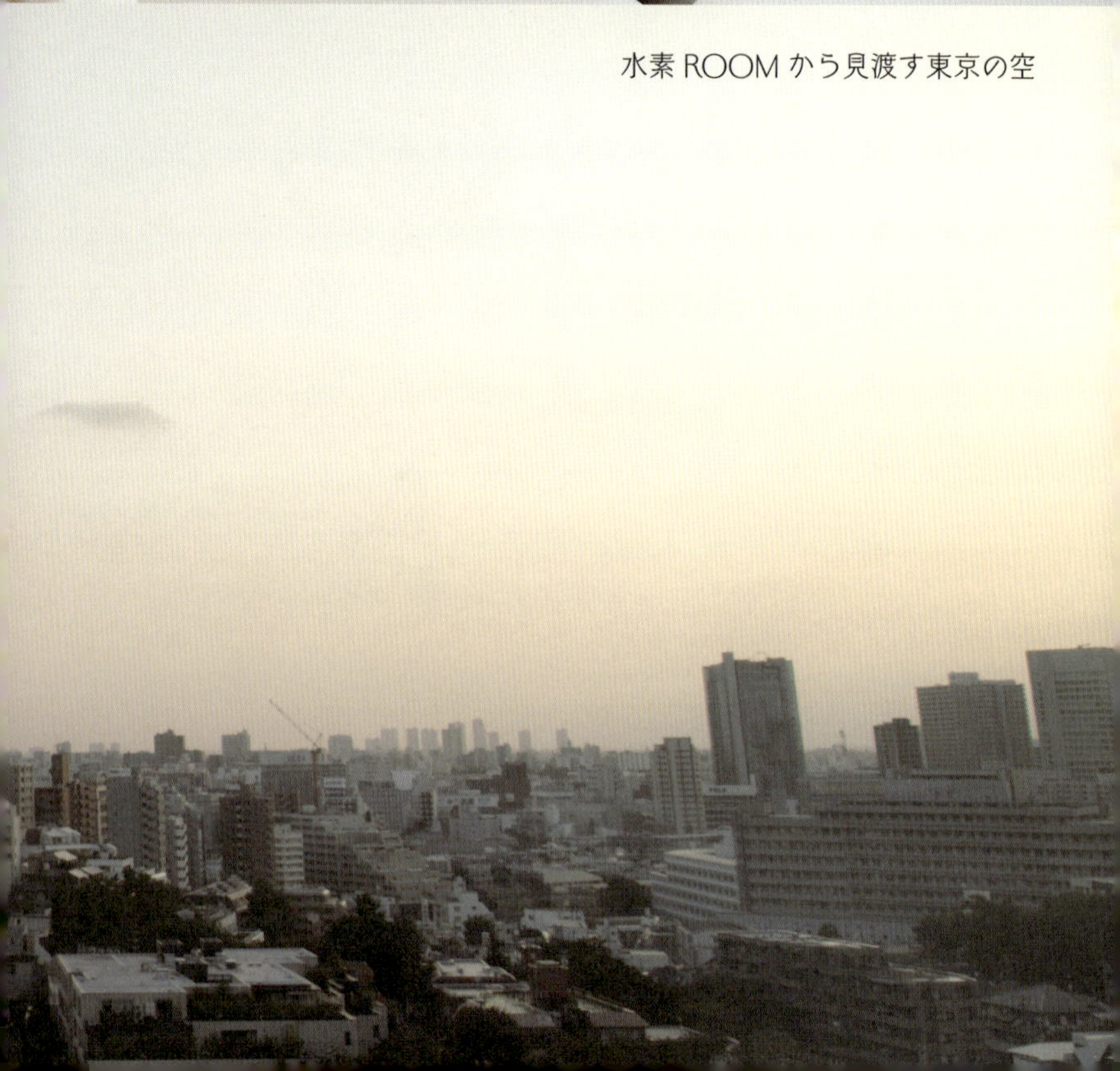

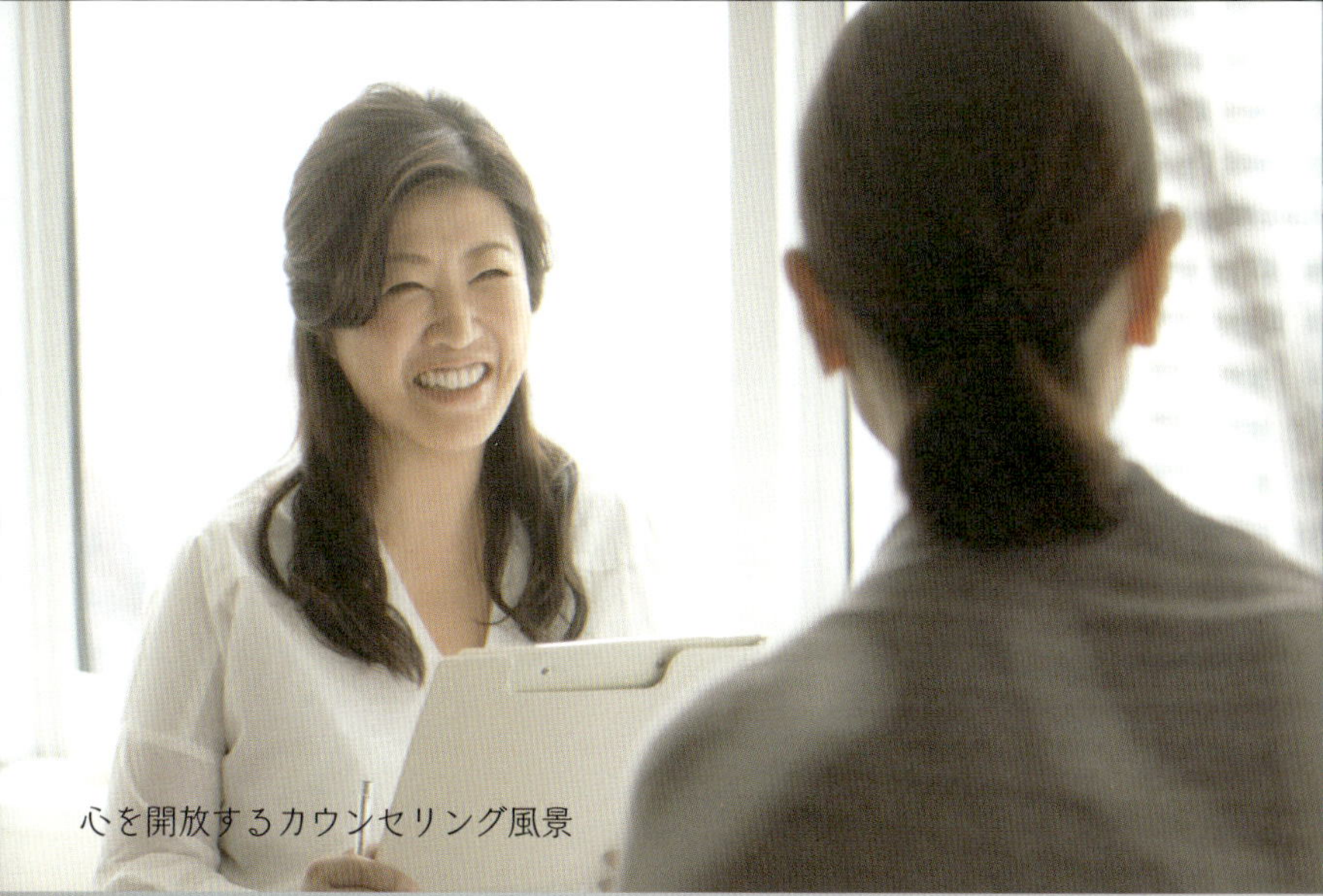
心を開放するカウンセリング風景

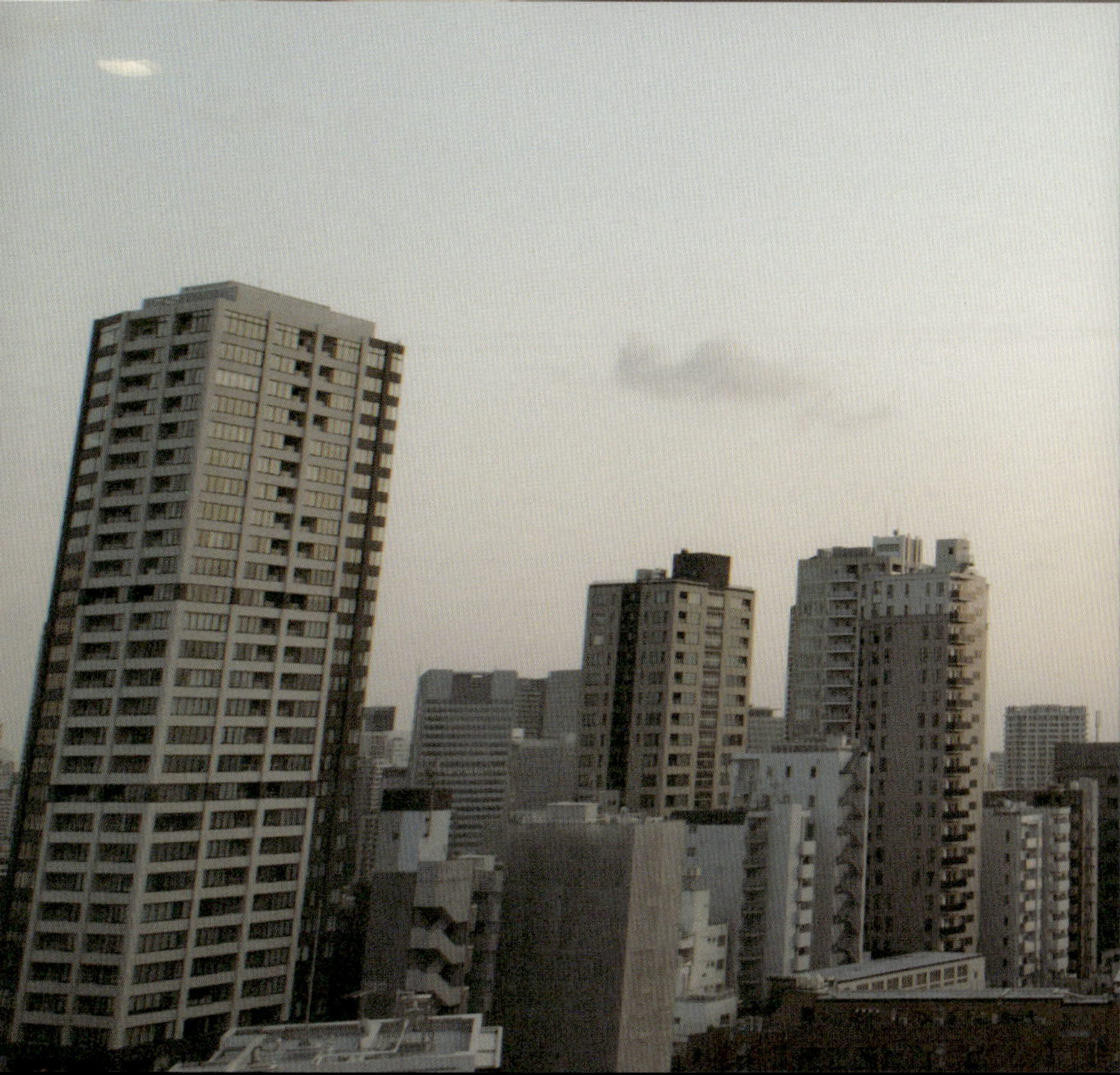

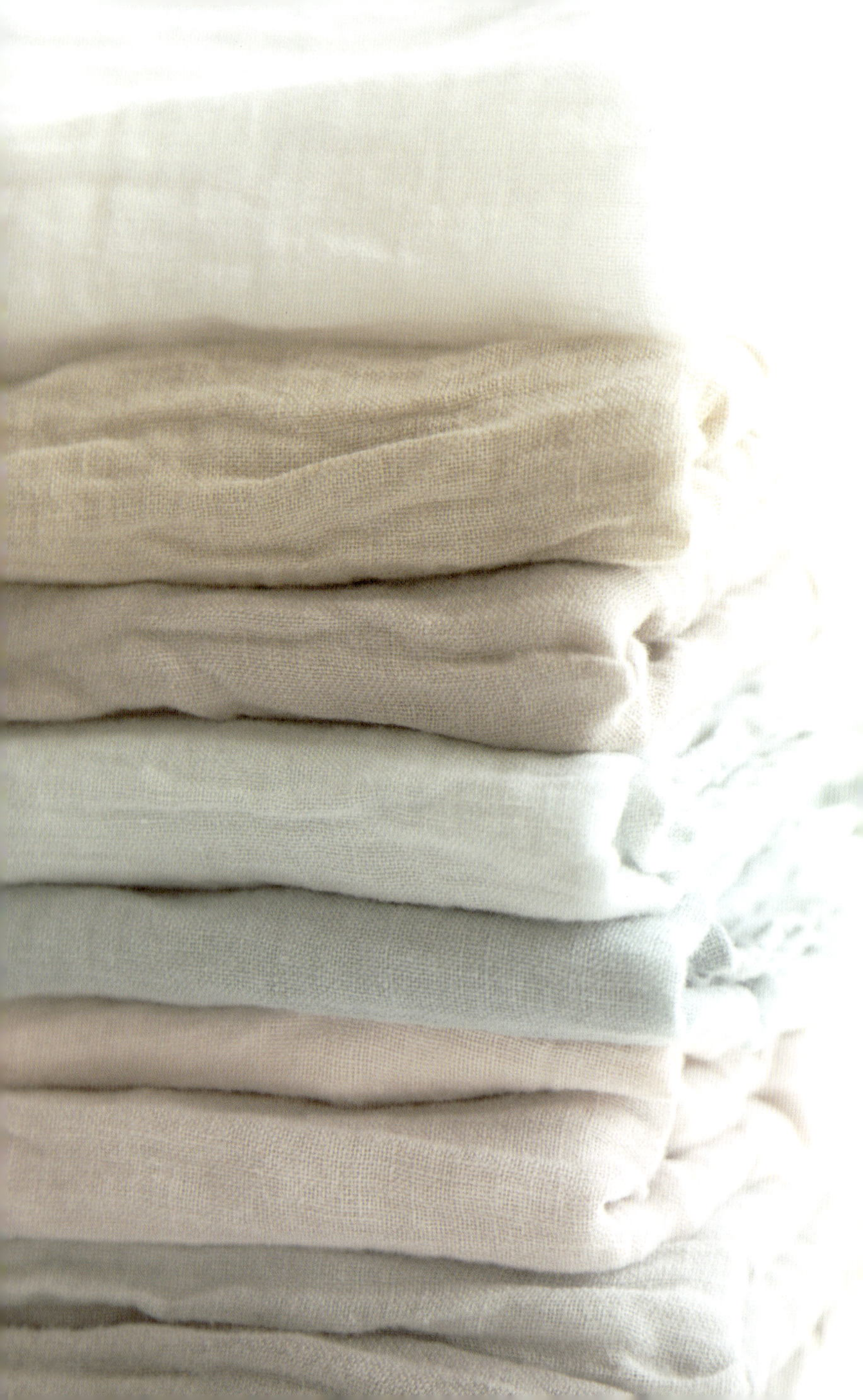

# わたしのオススメのSupplement

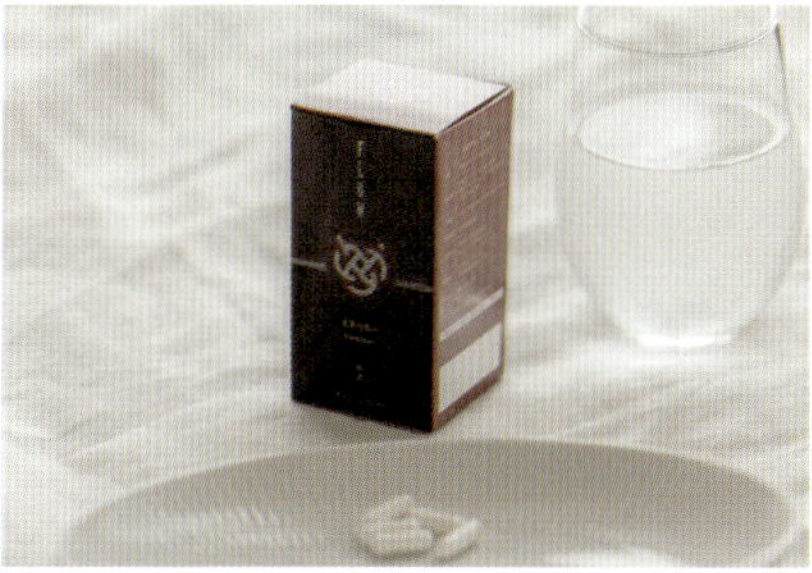

NEW 水素サプリメント
〝flow〟（不老）

体内から水素の恵みを。
内側から美しく。
詳細はこちらから
↓
www.folwsuiso.com

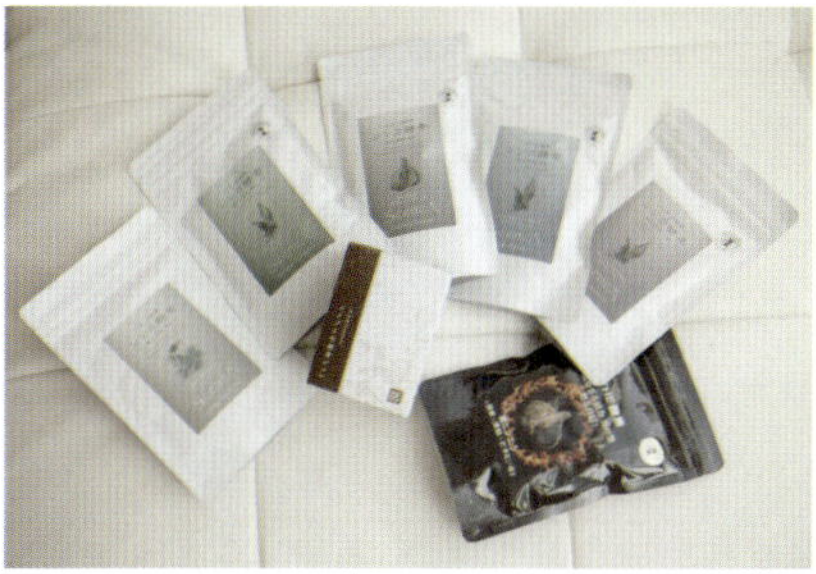

発売から7年〝シンカ酵素〟

リピーターの皆様に
支えられてきた酵素商品群。

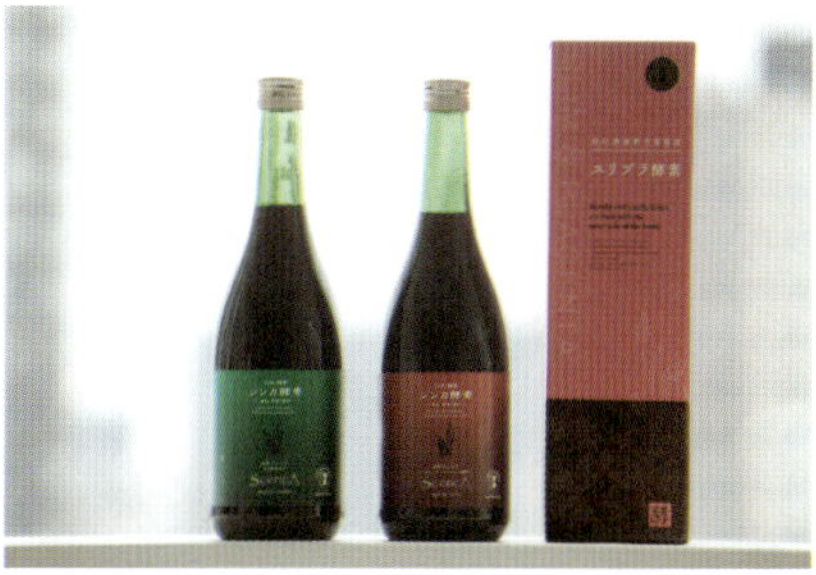

〝スリプラ酵素〟
ドリンクタイプ

幾度の改良を重ねた体感重視の
飲みやすさが好評です。
ファスティングにも最適。

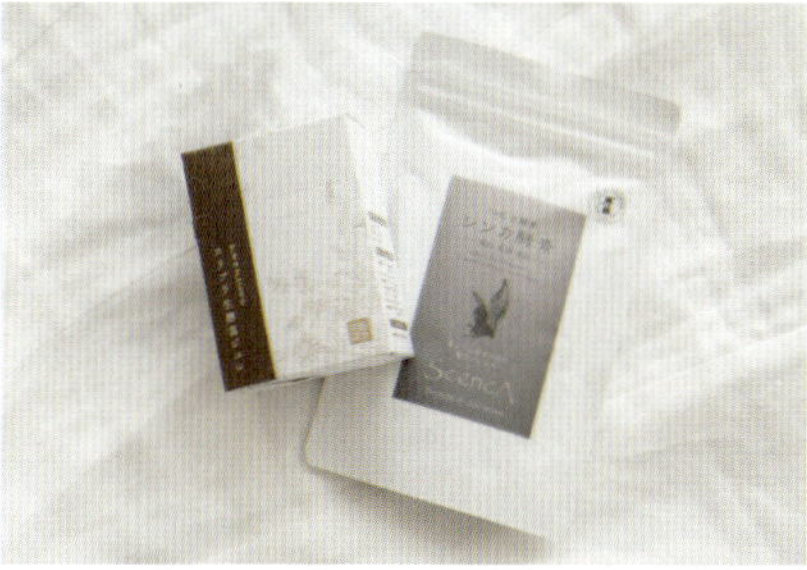

〝シンカ酵素　贅沢ブレンド〟
人気No.1

本物志向の方々から評価が高く
112種類の成分を熟成発酵した
贅沢生酵素。
酵素では唯一の日本成人病予防
協会推奨品です。
詳細はこちらから
↓
scenca-beauty.com

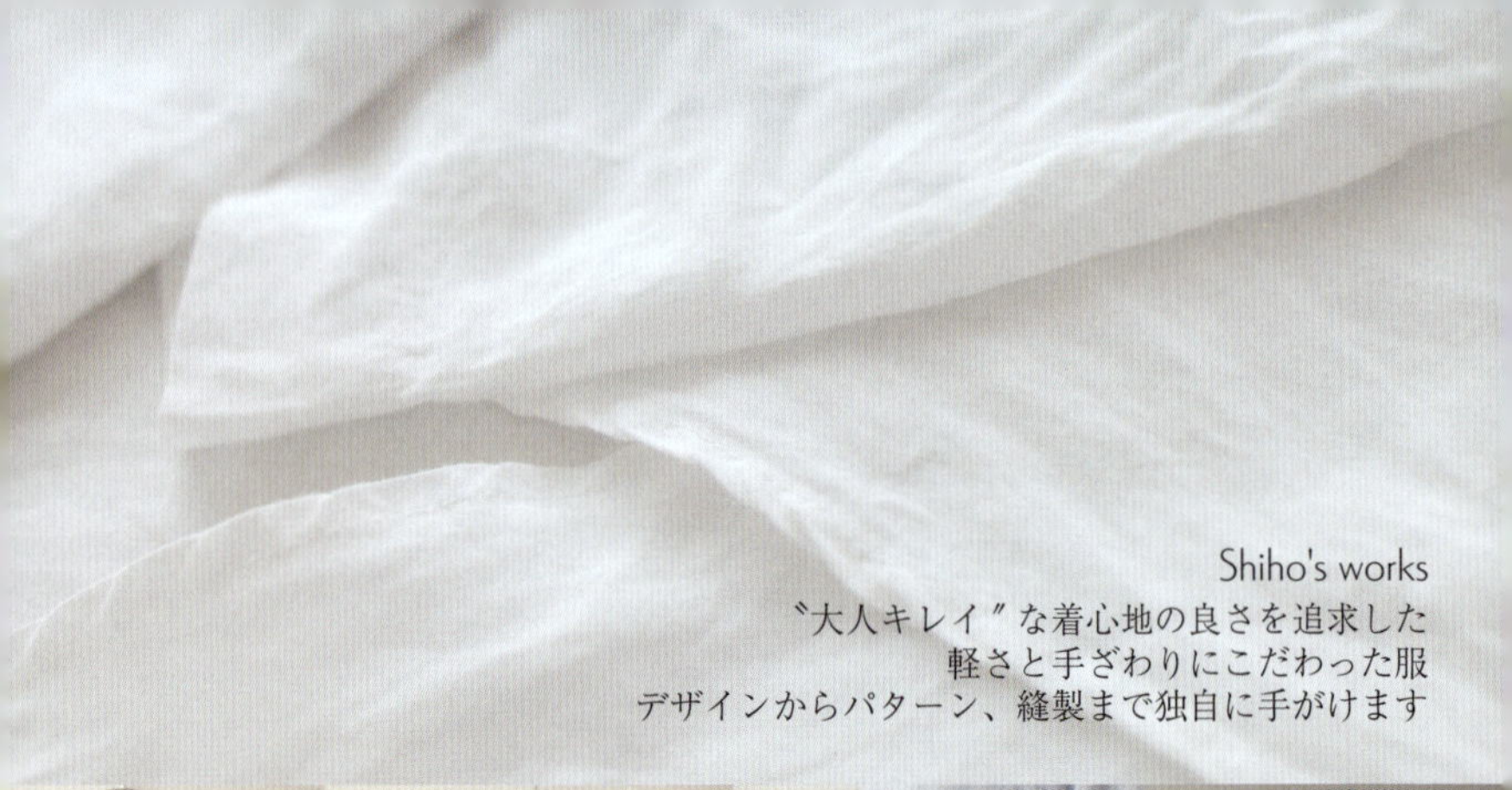

Shiho's works

〝大人キレイ〟な着心地の良さを追求した
軽さと手ざわりにこだわった服
デザインからパターン、縫製まで独自に手がけます

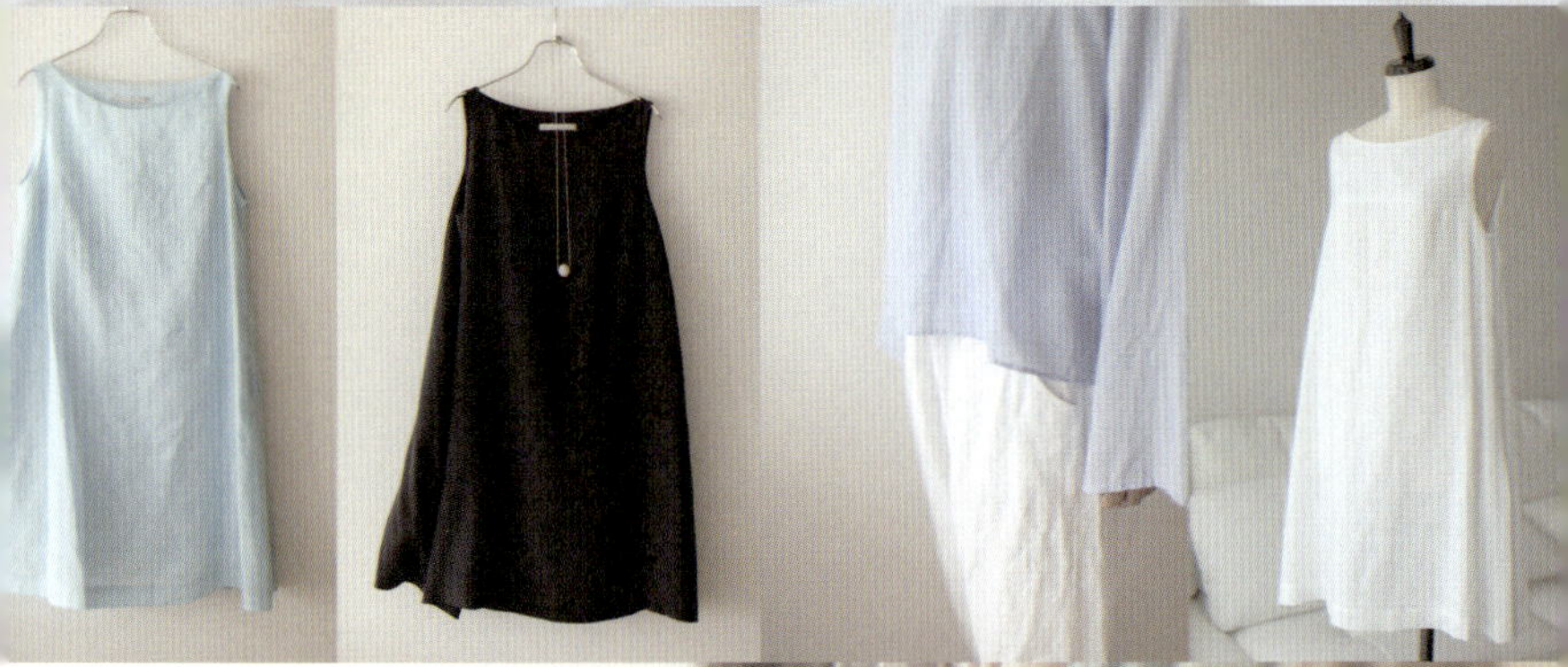

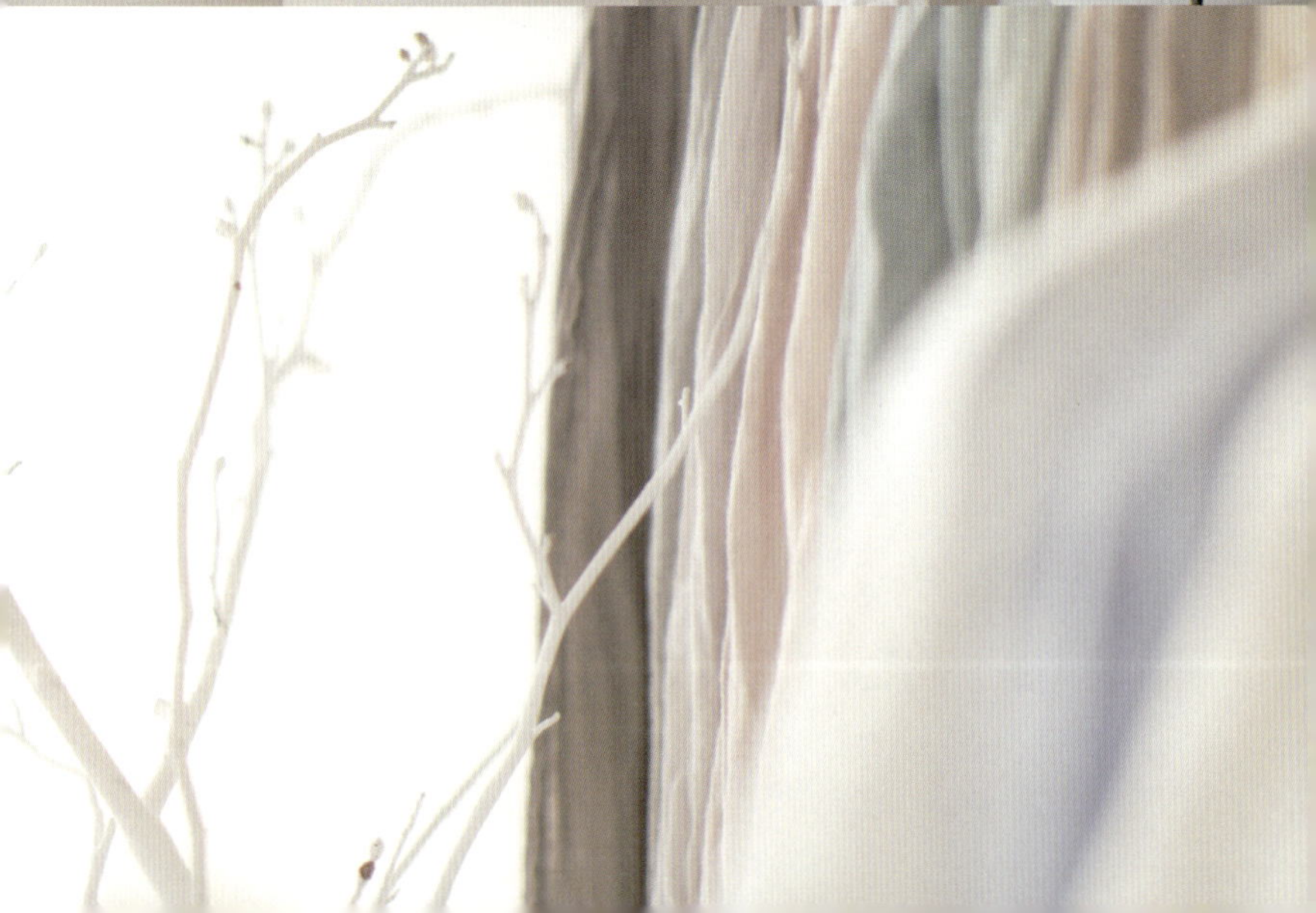

第3章

# 幸せに長生きするために

# 自分の免疫力を高める水素

水素医療を取り入れているドクターは、こんなふうに話しています。

「日本で行われている治療の多くは、対処療法。痛みや異常が出たときに、患部の痛みを和らげる治療をすればよいという考え方なのです。

しかし、根本的な原因を解決しなければ、目に見える症状を抑えることはできても、薬をやめたとたんに痛みや病気が再発してしまう。これでは、いつまでたっても、薬から離れられないという悪循環に陥ります。

しかも、薬には副作用がつきもの。本来の健康の維持とは、もともと自分自身がもつ抗酸化力や免疫力をより高めることであり、自然治癒力を発揮することでもあり、そのためには、身体の悪玉活性酸素を取り除くことがもっとも大切です」

まさに、その通りだと思います。

そして、悪玉活性酸素を取り除き、本来一人ひとりに備わっている抗酸化力、免疫力を高める助けをしてくれるのが、水素といえます。

もちろん、薬のような副作用はまったくありません。

ただし、水素の効果は一朝一夕にして現われるものではないといわれているのも事実です。やはり、長年かけてサビついた身体を、健康な状態に戻すのには時間がかかります。

実証結果からは、たとえばリウマチの方で1年くらい、高血圧の方で半年くらいというのが目安となっているようですが、少なくとも半年間の水素摂取を続ければ、必ず好結果につながると断言するドクターもいるのです。

# がんは笑って治す

私は、2年前に乳がんを疑われたことで、非常にショックを受け不安でいっぱいになりました。時を同じくして、五十肩、腰痛、腱鞘炎などの症状に、更年期障害の影響によりうつ状の症状が重なって、1年間、何とも表現しがたい日々を過ごしました。

外見上は、一見、元気そうに見えても、見えない〝内側〟では暗闇が広がっていました。自然治癒力や免疫力はかなり低下していた時期で、出口をひたすら探していました。

ですから、〝自然な笑顔〟は消え、鏡に映っているのは、いびつに歪んだ〝不自然な笑顔〟でした。

自然治癒力と免疫力を、どうしたら〝大量生産〟できるのかをいつも考えていました。その結果、私の中の〝No．1〟は、〝笑い〟がストレスを解消し免疫力を高めるということです。中には「がんは笑いで治る」と言う医師もいらっしゃいます。

中国・上海には、「まず笑いましょう！」というのを規則に据えた「上海がんの学校」というがん治療施設もあるそうです。

なぜ笑うのがよいかといえば、笑って副交感神経が活性化することで、リンパ球が増加。がん細胞などを攻撃するＮＫ（ナチュラルキラー）細胞が増えて、免疫力がアップするということです。また、ストレスホルモンが減り、幸せホルモンのひとつ、エンドルフィンの分泌が促進されるともいわれます。エンドルフィンは脳内麻薬とも呼ばれ、鎮痛効果もあるのです。

ところで、免疫というのは、ご存知の通り、病原菌などが体内に侵入してくると、これを退治して身体を守ろうとするシステムですね。その中心的役割を担っているのが白血球で、リンパ球、顆粒球、マクロファージ（単球）などから構成されています。

免疫の最前線がマクロファージ、リンパ球のＮＫ細胞、顆粒球などで、見張り役のマクロファージは〝敵〟を見つけると、いち早くリンパ球のヘルパーＴ細胞に知らせ、ここから攻撃の指令が出て、キラーＴ細胞やＢ細胞の出動となります。

一方、常に体内をパトロールしているＮＫ細胞は、即攻撃を開始。顆粒球も攻撃を始めます。

この顆粒球の90％を占めるといわれる好中球は、白血球の一種で酵素や活性酸素を放出して敵を攻撃します。武器である活性酸素が過剰に発射されると、自らの細胞を傷つけ、炎症や潰瘍を生じることになります。これが、がんを誘発することにもなってしまいます。

がんの原因のひとつとして、ストレスが挙げられます。笑うことで免疫力が上がるということは、笑えないストレス状態ががんを引き起こす要因として考えられることだと思います。

ストレスは、自律神経の緊張状態です。自律神経は自分の意思に関係なく身体の働きを調節する神経で、身体を活動的な状態にしようとする交感神経と、穏やかな状態に戻そうとする副交感神経があります。

ストレス状態では交感神経が優位になりますが、このとき、顆粒球、つまり活性酸素を出す白血球が増え、リンパ球、つまりがんを退治する免疫力を上げる白血球は減ってしまうそうです。

逆に、笑っているリラックス状態では、副交感神経が優位になって、免疫力がアップするのですね。

最近では「抗がん剤の副作用を軽減したい」「手術できないから…」など、さまざまな理由から水素吸入にたどりつく方もいらっしゃいます。食事療法などの、がんの代替療法のひとつとして、水素の注目度が高まっているのを実感しています。

水素が活性酸素を除去するのはもちろん、一定時間ゆっくりとリラックスしながら吸入することで、副交感神経を優位にして免疫力を上げる効果も期待できるはずです。

# 水素はもっとも
# すぐれた抗酸化物質

都内で活躍中のスローエイジング・予防医学の専門医師は、水素療法に関する取材の中で、こう言っています。

「スローエイジングを突き詰めていくと、酸化、糖化、炎症、毒、栄養不足にたどり着きます。

これらが病気の5大原因となり、老化を引き起こすわけです。

そして、酸化も炎症も最終的には活性酸素によるものだから、もし、その活性酸素の悪い部分を除去できれば、当然よくなるわけです。

もともと私たちは、臨床的な立場で、抗酸化ということはずっと知っていたのです。

美容でも、健康医療でも、ビタミンC、ビタミンE、カテキン、コエンザイムQ10、ポリフェノール、アスタキサンチン、ビクノジェノール……と、皆が効果のある抗酸化物質を探し求めていたのです。

でも、今はっきりしてきたのは、それらの抗酸化物質の中で、もっともすぐれているのが水素であるということなんです」

このドクターのお話では、そのすぐれた抗酸化物質・水素を注入した点滴をすると、水素が身体の中の活性酸素と反応しますが、最初のうちは、口から出る呼気に水素は混じっていないそうです。

それが、あるときから、わーっと呼気に水素が含まれて出てくるのだとか。これこそが、体内の活性酸素を消し去りましたというサインのようです。

ご存知の通り、水素は体内にとどめておくことはできないものです。悪玉活性酸素を消し去って必要がなくなってくれれば、すぐに排出されるわけなのですね。

ところが、がんの人などは30分くらいしないと出てこないし、感染症のインフルエンザの人もなかなか出てこないそうです。それだけ、水素が活性酸素に手間取っているということなのでしょう。

でも、健康な人は、点滴を始めて2～3分くらいで水素が外に出てくるそうです。

続けて、このようなこともおっしゃっています。

「水素で何かの病気を消し去る、と考えるのは間違っています。

要するに、すべての病気の原因は、悪玉活性酸素にあるわけですから、これをきれいに潰しておくんです。そうしておくと、結局、人間の身体というのは、自分で治っていくのです。

治るスピードよりも、悪玉活性酸素でダメになるスピードが速いと、どんどん病気は進行していきます」

# いつまで元気でいられる？

病気を治すのではなく、病気の原因を断つ。そうすることで、できるだけ病気にならない身体にする。病気にかかっても、その進行を抑えて身体が自分で治すようにする……

本来の健康というのは、そういうものなのではないでしょうか。

ところが、薬や対症療法に頼りすぎてきたために身体の治癒力は弱まり、また根本の原因を放置して病気を悪化させるという泥沼に入り込んでしまっているような気がしています。

今や日本人の平均寿命は男性80・79歳、女性は87・05歳（２０１５年厚生労働省）と、世界一の長寿国となっています。

確かに、とても長生きできるようにはなりましたが、薬漬け、病気だらけの高齢者も少なくありません。

そんな状況もあり、最近では、平均寿命ではなく、健康寿命がより注目されています。

健康寿命とは、ご存知の方も多いと思いますが、心身ともに自立し、活動的に生活できる健康な状態での生存期間のことをいいます。

こちらは、男性71・19歳、女性74・21歳。つまり、男女とも、この年齢以後10年前後も、寝たきりや認知症など介護や治療・入院・通院が必要な状態で生きていかなければならないということですね。

こんな老後は、私にはとても耐えられそうにないですし、ましてや大切な人が「歩けない」「食べられない」「痛い」「自分がわからない」などという状態になることを考えたら、何とかして防ぎたいと思うことでしょう。

子どもに迷惑をかけたくはない。自立した生活ができなくなったら……そんなことを考えると、不安になりますね。

まだまだ先のこと？　いいえ、最近は、更年期でも生活習慣病でも認知症でも、発症が低年齢化してきています。

また、突然死で亡くなる人は、年間10万人もいるそうです。それだけの人が、何の準備もなく、人生のストーリーがぷつりと終わってしまうのです。

明日何が起きるかなんて誰にもわからない……確かにそうなのです。時としてある種の覚悟も必要になります。

私は最後のそのときまで、自分の目で見て、自分の口で食べて、微笑み、自分の頭で考え、そして自分の足で歩きたいと願っています。

# 健康寿命を上げたい！

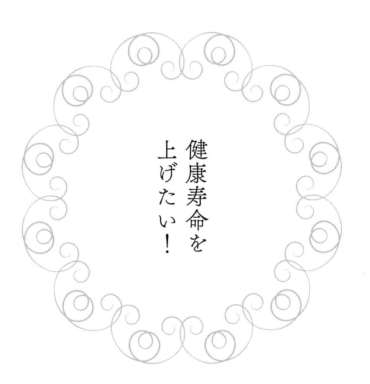

お客さまの笑顔が私の幸せ。その思いで、日々仕事をしております。

でも、心身が健康でないと、笑顔は曇ってしまいます。どこかが痛んでいたり、不調を抱えていたりしたら、心から笑うことなどできません。私自身の経験からもこれは確信に変わりました。

だからこそ、皆さんをもっともっと元気にしたい。その思いを強く抱いて、施術やカウンセリングをはじめ、いろいろな活動に取り組み、よりよいことはないかと常に考え発信してきました。

水素も、そのひとつといえます。

今では、皆さまをより元気に〝健康寿命をどんどん上げる〟というのが、私の仕事のコンセプトであり、自分の生き方の核になっていると思います。

そんな気持ちを探っていくと、幼いころの記憶にたどり着きます。

わが家には、両親と姉の4人の家族と一緒に、祖父母と大叔父の3人の年寄りが共に暮らしていました。大家族ですね……。

祖父母が認知症になると、長男の嫁である母がその介護を一身に担っていました。乳がん、脳梗塞、脳内出血、糖尿病、高血圧、大腸がん……老人が3人もいると、たいていの病気と身近で接することになります。

子どもながらも私たち姉妹は、徘徊に出てしまった祖母を探しに行ったり、同時に入院した祖父母の病室を手分けして付き添ったり……。母の後ろ姿をずっと見ていたのと同時に、自分たちにとってごく普通の生活の一部として、病気や老い、介護などがありました。

今思えば、小学生のころから、今の高齢社会の縮図のような生活にどっぷりと浸かっていた気がします。

祖母の乳がん手術の傷痕、突然おかしなことを言い出す祖父、徘徊から戻っても不安そうな祖父母の目。それに、ある日、布にくるまれて冷たくなって病院の寝台車に乗せられて無言の帰宅をした大好きな大叔父の姿などが、今も断片的に思い出されます。

年を重ねると、人って本人が望んでいないのにも関わらずこんなにも家族の手を煩わせたり、心配をかけてしまったり、わけがわからなくなったりしてしまうの？
そして一番つらかったのは、何より大好きだった祖父や祖母の身体が、冷たく硬直してしまう。そのとき、私の小さな手をやさしく握ってくれた、あの温かな手がこんなにも冷たくなってしまうなんて……。

子どものときに感じた、あの冷たさが今も忘れられない。その冷たさは、老いや死に対する恐怖のようなものを、私の心に二度と会えない悲しみと共に強烈に焼きつけたのです。

そして、祖父母たちを看取った母が、残酷にも認知症になっています。3人の介護にその人生の大半を費やしてきた母は何よりも一番なりたくないと言っていた認知症になっています。本来糖尿病の持病はありますが数値のコントロールはできているので、特に異状はなく身体はとても元気でニコニコ過ごしてくれています。

それに、ここ1年くらい水素の恩恵を受けているおかげか、血糖値のコントロールは良好。認知症を発症して10年近くなりますが、私や家族の名前も、まだしっかりと覚えてくれています。

先日、親戚が会いに来てくれたときも、

「〇〇さん、ありがとう」

と、はっきりお礼を言って、言われたほうが驚いてました。

母は、元気なときからずっと「死ぬまで、ちゃんとしていたい。ずっと元気で〝ごめんなさい〟〝ありがとう〟が言える人間でいたい」というのが口癖のようになっていました。

祖父母の面倒をみきった母の想いです。老いて人格が変わり、欲望だけになってしまうなんて、きっと耐えられなかったのでしょう。シンプルだけど、私には、とても重たく感じられます。

だからこそ、健康寿命を伸ばしたいという気持ちが強くなっているのかもしれません。

いつまでも優しく思いやりのある母らしくいてほしい。自分の歯で咀嚼《そしゃく》してしっかり食べて、自分の足で歩いて、楽しいことをたくさんして、声をあげて笑える人でいてほしい……

そのために、いろいろなものに目が行きます。良いと思えば、活用したくなるのです。

もちろん、水素はその一つです。それも、かなり強力で、頼りになるものだと思っています。

# 水素の相乗効果を模索して

自分や家族が元気で、お客さまやスタッフたちも皆、ずっとずっと元気でいてほしい。そして、何よりも病気で苦しむ方々や将来の健康に何らかの不安がある方々に、この情報を届けたいと思います。

これからの人生をイキイキと生きていくためにも、毎日をエンジョイしてほしい。そう考えると、健康寿命の底上げや医療削減というところに思いを馳《は》せます。

医療関係者でも行政の人間でもないのに、医療費削減や予防医学という点でも水素に期待しているとと書いたのは、このような心情からです。

美容家として言うなら、本当の美しさというのは、心身の健康なくしてはあり得ないことだと思います。健康でないと心の底から笑うことはできません。私がそうでした。

皆が健康になるために、また多くの笑顔で自分自身が幸せを感じるためにも、正しい情報に耳を傾け、良いと思ったらやってみるのが私の性分です。

たとえば、水素を吸入していただきながら、同時にインディバ社の機器を使用した施術を行うようにしました。

インディバといえば、その高周波温熱機器が美容のプロたちの間で長期にわたり定評があり、根強いファンが多いので、名前を聞いたことがあるという人もたくさんいらっしゃることでしょう。私はずっとオールハンド（手技）によるリンパ系の施術にこだわり美容機器を導入したことがありませんでした。しかしながら水素との最高の相性を模索した結果、今回は例外となりました。

電気メスと同レベルの高周波中波を使って体全体の温度を上げることで、血行促進や内臓脂肪燃焼、冷えの改善、セルライトケア、筋肉痛の緩和、リフトアップなどさまざまな効果が期待できます。私も大好きな施術メニューです。

なんといっても、セルライトを溶かして排出してしまうというのですから、最高です。データからも、痩身、スリミングの効果が抜群です。

体表面から温めるものとは違い、一定の高周波に通電させることで細胞を活性化し、細胞同士の摩擦で熱を発生させる〝深部加温〟で、血液やリンパ液の循環を促し、組織の代謝を活発にして自律神経や免疫機能のバランスを整えるのです。

これは、活性酸素を除去して、自らの治癒力や免疫力を高める水素と、通じるところがあると思い、その相性を探っています。

先日、インディバ・ジャパン社の山口祐司会長にお会いしたとき、「水素とインディバの関係性はとても良好で、それぞれの効果効能に、より相乗効果が期待できる可能性はあるでしょう」とおっしゃってくださいました。

このコラボによって〝活性酸素〟や〝身体によくないもの〟が、もっと早く、確実にたっぷりと消し去れれば鬼に金棒です。夢のコラボレーションに、今から結果がとても楽しみですね。

水素吸入だけでも血流が促進され、代謝がよくなりダイエットしやすくなりますが、インディバ効果で、さらにパワー・アップ。施術を受けたお客さまには「スッキリした」「体調がよい」「体重は1キロしか減ってないのに『ヤセたね！』って言われる」「肌がしっとりして化粧のノリがよくなった」「ウエストのくびれがスゴイ！」など、うれしいお声をいただいています。

これからも、強力なパワーをもった水素のいろいろな可能性を探るべく、「ボディメイクトレーニング」×「水素」や、「水素バス」×「水素サプリ」×「水素吸入」など、さまざまな分野、業種の方々のお声にも真摯に耳を傾けていきたいと思っています。

第4章

# 水素を暮らしに取り入れる

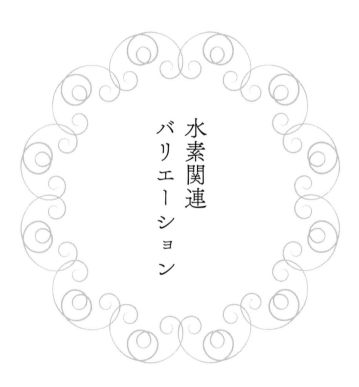

# 水素関連
# バリエーション

そんなに水素がすごいなら、一度試してみたいと思った人も多いのではないでしょうか。

とはいえ「よし、水素を体内に取り入れてみよう！」と大きく息を吸い込んでみても、酸素のように吸い込めるものでもないのです。

大気中にある水素は、窒素78％、酸素21％と比べて、わずか0．00005％ほどにしかすぎません。ふだんの呼吸では、水素を取り込むのは難しそうですね。

もっとも軽く、また、その構造から大気中には存在しにくい水素は、地球上では、ほとんどが水（$H_2O$）という形で存在しているそうです。

でも、昨今の水素ブームもあって、水素を身体に取り入れるツールもいろいろとそろってきています。一方で、「効果なんかあるはずがない」「インチキだ」などという声が多く聞かれるのも事実です。

何しろ、目に見えない、味もにおいもない水素が相手だけに、疑心暗鬼になっても仕方ないかもしれませんね。

また、中には本当に水素が入っているかどうか疑わしいものもなきにしもあらず……という玉石混淆状態といえなくもありません。

そんな中では、興味のあるものを選び、実際に体験してみて、自分に合いそうなものをみつけるのが一番かと思います。

私が水素に関するものを試したときにチェックするのは、身体がポカポカして軽くなり寝覚めがすっきりするかどうかということ。これが、本物の水素の体感であり自分に合っているかどうかのひとつの目安になっています。

## ◎水素水

手軽に水素を取り入れられる…ということで、水素健康ブームの火付け役ともなったのが、水素水ではないでしょうか。

水素水は、水素分子が高い濃度で含まれている水で、医学的には「水素豊富水」と呼ばれるそうです。

水素水には、主に、ミネラルウォーターなどに水素ガスを充てんしてパックされたもの、水素発生剤を入れ化学反応を利用して水素を発生させるもの、水を電気分解させて水素を発生させて作るウォーターサーバーなどがあります。

水に水素を充てんしたタイプは、開封してすぐに飲めるという手軽さで人気があります。水素は前にお話したように、分子が非常に小さく何でも通り抜けてしまうため、逃げにくいアルミ缶やパウチに入れたものが主流のようです。

また、マグネシウムなどの発生剤を使うタイプは、自分で用意した水にスティックや錠剤などを加えれば水素が発生。水素水が簡単に作れるしくみのようです。

同じように、ウォーターサーバー・タイプも自宅で水素水が作れ、普通のウォーターサーバーのように、いつでもできたての水素水が飲めるのがメリットといえましょう。クリニックの受付や整骨院、美容院の入り口に設置されているケースをよく目にします。

特に水素水については、それなりの濃度の水素がきちんと充てんされているのか、発生させられるのかをしっかりとチェックすることが大事だと思われます。

## ◎水素バス

入浴剤タイプの水素発生剤や水素発生装置を使って、自宅のお風呂で水素水ならぬ水素湯が楽しめるというものですね。

マグネシウムに水素分子を閉じ込めた水素化マグネシウムというものを入れた入浴剤が主流なのだそうです。

全身の皮膚を通して、また呼吸で、たっぷり水素を身体の中に取り入れられますし、思いきりリラックスしながら水素浴というのは大変気持ちがよく、リラックス効果大で、人気があります。

水素発生装置はコストもそれなりにかかりますから、気軽に試して……とはいかないかもしれませんが、水素大好きで、ずっと使いたいというなら、また、忙しい生活でも入浴は欠かせませんから〝時短〟という意味からもオススメです。日本人にとって湯船にゆっくり浸かることは至福のひとときですから、今後ますます〝水素バス〟は関連商品やアイテムが増え人気が出るのではないかと注目しリサーチしています。

## ◎水素化粧品

何でもかんでも通り抜けて、どこにでも逃げ出してしまう水素分子を、どうやって化粧品に閉じ込めるのか疑問でしたが、これも肌につけてパッティングしたりすると、水素が発生するしくみのものが主流のようです。

クリームや化粧水、フェイスマスクなどがありますが、水素が皮膚から直接浸透して、抗酸化作用を発揮するものです。

中には、水素を高濃度で溶け込ませた化粧水などもあるそうですが、ふだん飲んでいる水素水をパックに使ったり、化粧水として使ったりしている人もだんだん増えてきています。

水素含有化粧品の場合、使用後にお肌がモチモチとした手ざわりに変わり、何よりもキメが整い美白効果が実感できます。

## ◎水素サプリメント

カプセル、パウダー、錠剤などいくつかの種類があるようですが、サプリメントを飲用して、体内で水素を発生させるものです。水素吸入が〝吸う〟水素なら、こちらは〝食べる〟水素とでもいいましょうか。

たとえば、体感重視で私が企画・販売しているカプセルタイプの水素サプリ「flow水素」は、機能性ゼオライトと牡蠣殻のカルシウム、クエン酸から作られており、身体の中の水分や飲んだ水に反応して溶け、成分が身体の外に完全に排泄されるまでの18時間、水素を発生し続けます。

このゼオライト入りの水にくぎを入れて、普通の水に入れたものと比較したところ、普通の水は赤さびが溶け出し、茶色に変色してくぎが見えなくなりましたが、ゼオライト入りの方はまったくさびず、無色透明のまま11年が経過したそうです。

怖るべき抗酸化力!!

私は、旅行や海外出張、長時間の外出など水素吸入ができないときには、手軽にこのサプリで身体に水素を供給して、水素の恩恵を欠かさないようにしています。

高価なサプリメントですが、食品としての分野で、各々の体感によりファンが急増しているようです。

体内で発生した水素が、すぐに身体のあちこちに行きわたりますから、吸入するのと同じような効果が期待できます。

特別な機器や時間がなくても、発生したての水素を直接取り込める手軽さが人気の秘密です。ご愛用されている方の声をほんの一部ですが、ご紹介しておきます。

皆さん、鬱々《うつうつ》としていた人生に希望を取り戻した瞬間……一つ一つが大切なコメントです。感謝しております。

**◇うつ病の30歳女性……**重いうつ病で入院し、ｆｌｏｗ水素の摂取を開始。１週間で気分が軽くなり、１か月で笑顔が見られるように。１か月半で退院しました。

◇**花粉症の41歳男性**……ｆｌｏｗ水素によって自分の花粉症がよくなったので、会社の同僚9人に勧めたところ、7人が30分～1時間で改善。くしゃみ、鼻水、目のかゆみなどが解消し、マスクが取れました。

◇**変形性関節症の70歳女性**……10年以上苦しんでいた痛みが、1日6粒の摂取により、2か月で体温が上がり、痛みがなくなりました。

◇**末期すい臓がんの68歳男性**……1日1カプセルから摂取を開始。1日12粒ずつ1か月半の摂取で変化が現れて元気になり、4か月で自営の仕事に復帰しました。

◇**認知症の93歳女性**……朝夕2カプセルずつ服用し、1か月で家族との会話がかみ合うようになり、3か月半ほどで料理や会話を楽しめるようになりました。

◇**便秘の40代男性**……1日9粒の摂取で快便に。毎朝9時までには排便し、すがすがしい気分です。内臓全体がきれいになっている感じ。疲れがたまらず、前向きな気持ちで仕事ができるのもうれしいです。

**◇偏頭痛の40代女性……**朝2粒、夜1粒の摂取で、偏頭痛がなくなり、口内炎もできにくくなりました。新陳代謝がよくなり、身体も好調。ずっと飲み続けて、コレステロール値も下げたいです！

# 水素吸入がすごい！

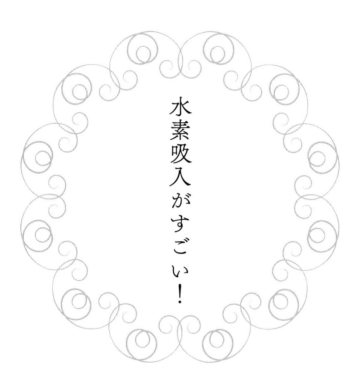

最近は〝水素ブーム〟が到来していますが、一方で「情報ばかり多くて、実際どうやって水素を取り入れたらよいかわからない」という人も多いようです。

そんなときは、いろいろ試してみて、ぴったりだと思うものから始めるのがベストでしょう。すごくすっきりしたから、寝覚めがよかったから……など、ピンときたものを、自分のライフスタイルに合わせて選んでみるのがよいと思います。

とはいっても「志保さんのいちばんのお勧めは？」と聞かれたら、まずは自己の体験をふまえて「水素吸入！」とお答えします。次にライフスタイルを変えることなく、手軽に生活にとり入れられることから「水素サプリメント」の定期的な摂取をお勧めします。

水素を取り入れるのに、もっとも効果的で最新なのは、吸入することだと思っています。高濃度の水素を、直接たっぷりと吸い込むことで、体内のすみずみまで水素がいきわたり、抗酸化力をふんだんに発揮してくれます。

だからこそ、少しでも多くの人たちに吸入から体験していただきたいと、水素事業にいち早く取り組み、水素マシンをサロンに置いたり、機器の販売、レンタルも行っております。

たとえば、私が使っているマシンは、台湾・エポック社の水素酸素吸入器「Flow」といいますが、電気分解によるこの機器の水素発生量、水素濃度はともに業界でも圧倒的です。

純粋に高濃度の水素が、1分間に水素水約100リットル飲むのと同じだけの量を体内に取り入れられるのですから、その抗酸化パワーは、はかり知れないものがあるといえます。

水素水やサプリなどのように、いつでもどこでも手軽に……というわけにはいきませんが、人気のある美容院の最新情報に対してとても感度の良いヘアサロンやネイルサロン、エステサロンや水素サロン、水素BARなど水素吸入ができるところも多くなりました。

中には、水素エステというものもあります。水素吸入をしながら、水素クリームを使って身体のケアをしてもらえます。水素を身体の内側からも外側からも入れようという、水素を取り入れるのに貪欲な人向きかもしれません。

もっとも、高濃度の水素吸入で全身に水素が満ちあふれていますから、十分すぎるくらいだとは思いますが、ケアも同時に行えば、心地よさも効果もさらにアップするかもしれません。

水素を吸うときには、病院の酸素吸入で見かけるようなカニューラで、鼻から吸入します。

吸入のコツは、リラックスしてできるだけ深い呼吸で。

水素をたっぷりと取り込んで、身体のすみずみまで行きわたらせることをイメージしながら吸うと、さらによい効果が期待できると思います。

時々、お友だちといらして、ずっとおしゃべりをしながら吸入している方もいらっしゃいますが、ほとんど浅い呼吸で、せっかくの水素がもったいないなぁなどと思って、呼吸法を含めレクチャーさせていただいています。

もちろん、それでも水素はたくさん入っていきますが、「よくなるぞ！」というつもりで、いっぱい取り込もうと迎え入れている状況の人とは、効果が全然違うと思います。

それに、ときには深呼吸をしてリラックスしながら、自分をゆっくり見つめる時間をもつ最高のチャンスともいえます。

日ごろは、どうしてもストレスなどで、呼吸が浅くなってしまっていますから。水素は、気がつかないくらい静かに、穏やかに体内に入ってきます。深い呼吸で、ゆったりとした心持ちになることはとても大事だと思います。

余談になりますが、「マインドフルネス」×「水素吸入」という夢のコラボレーションを、ちょっとご紹介します。

「マインドフルネス」は、グーグル社が２００７年に導入した方法で、現在では、インテル、フェイスブック、ナイキをはじめ多くの企業が自主的に取り入れています。

瞑想の手法をベースにしたプログラムで〝今という瞬間に、余計な判断などを加えず、意識して自身の呼吸に注意を向けること〟。今に意識を向け、脳をオフラインにし、〝疲れない脳〟を目指します。そして現実をあるがままに受け入れることで、集中力を高めたり、ストレスを軽減したりする効果が期待できます。

楽な姿勢で、呼吸を整えながら意識を集中するのですが、水素を吸入しながら行うことで、相乗効果が生まれるだろうと考えています。

さらなる可能性と相乗効果に期待を込めて、今後も取り組んでいきたいと思います。

# 水素吸入は家庭でも?!

ところで、先述の水素マシンのメーカーであるエポック社（台湾友荃科技会社）は「世界中でクリーンな環境を創造し、持続可能なエネルギーソリューションを推進する」という精神で、20年以上も前から水素と酸素を研究しています。

２０１０年には、環境保護エネルギーに関する世界的な賞「Energy Globe World Award」をアジアで初めて獲得したのをはじめ、国内外の多くの権威ある賞を受賞しています。

会長の林文章氏は、水素研究において世界屈指の人物ですが、こうお話しされています。

**水素は将来、石炭、石油、天然ガスなどの燃料に代わって、もっとも環境にやさしいエネルギーになります。そこで、私たちは20年前から各種の酸水素の設備を開発し始め、現在では、さまざまな分野に応用した製品を生み出して、世界の潮流をリードしています。**

今、世界的に環境保護の意識が高まっており、水素エネルギーはますます重視されています。水素を活用したたくさんの商品も出てきていますが、日本は〝水素社会〟の実現にもっとも近い国。たとえば、トヨタの燃料電池自動車「MIRAI」は、人々を非常に驚かせました。急速に発展している水素経済が、日本に多くの成功産業を創り出すでしょう。

いろいろな国が水素元素を新クリーンエネルギーの発展に応用している一方で、水素分子を応用した健康関連製品は水素エネルギーよりも早く実用化され、各家庭でも利用されるようになると考えています。

私たちは、すべての家庭でいつでも水素設備が使えるようになってほしいと、2010年、水素の設備応用医療保健分野の研究開発プロジェクトを起動。水素酸素吸入マシンを研究し、開発しました。

そのころ、日本では電解水マシン、水素水、水素イオンカプセルなどの製品が主流で、水素分子は、疾病治療と同時に健康美容にも使われていましたが、これらの方式よりも、水素分子気体を直接吸入することを試したほうがよいのではないかと考えました。

1万倍以上の水素分子量が、直接、肺を通して血液と全身に伝わることで、最高

**の治療や健康効果をもたらすだろうと。国際的に認められた多くの水素分子医学の臨床試験論文などを見ても、水素分子は、国際医学研究、各種疾病の治療可能な機能に完全に達しています。2014年3月に生産を開始した水素酸素吸入マシンは、これまで、特に健康効果に良好で、顕著な反応をお客さまからいただいています。水素分子気体は、将来、新しい医学革命を起こすと考えられます。**

林会長がこのようにおっしゃるように「すべての家庭で、ごくあたり前に水素関連の設備が使えるようになってほしい」という願いに、私も心から共感したことが、同社のマシンを取り扱うきっかけになりました。

国の垣根を越えて、ともに水素の未知なる可能性を広げる活動を通じ、人々や社会に貢献できれば幸せに思います。

このエポック社を訪れると、会議室、休憩室、社員食堂など会社の中のいたるところに、水素マシンが設置されていて、社員たちが好きなときに、好きなだけ吸入することができる素晴らしい環境にあります。来客に提供されるコーヒーも、水素ガスのサイフォンで抽出されます。

役員会も吸入をしながら行われるそうで、きっと頭もスッキリして、よいアイデアも飛び出すのかな？　とうらやましい限りです。社員食堂の厨房は、すべてクリーンエネルギーにこだわり、水素ガスを使用して調理を行っているそうです。

台湾は、水素エネルギー先進国だと思いました。


この水素吸入マシンを導入し、２０１３年7月から水素療法を用いている台湾の張民杰診所院長・張民杰医師のお話です。


**水素療法の導入で、多くの期待と喜びを経験させていただいていますが、そのいくつかをご紹介しましょう。**

**ひとつは、２０１４年7月、高齢性痴呆症と診断された67歳の女性の症例。たった7か月で家族のことがわからなくなり、日常生活も自分ではできなくなってきたそうです。一般には、高齢性痴呆症は治癒できない難病ですが、息子さんは決して**

諦めないと決め、水素療法はよくわからないけれど試してみたいと私に相談してきたのです。

翌日、母親を連れてきた彼に、水素分子の医療について説明すると、すぐに吸入マシンを借りて帰り使用しました。3か月後、母親が簡単なコミュニケーションができるようになったと、家族は驚いていました。

そして翌年9月「字も書けるようになった」との報告を聞き、とても喜びました。

もうひとつは、14歳の男の子の症例です。幼稚園時代からアレルギーが出始め、目と唇の周り、首、ひじまで症状が見られました。特に、夜中にかゆみがひどく、睡眠にも影響するほどで、アトピー性皮膚炎と診断されました。

2016年2月に母親の友人の紹介で当院を訪れ、水素吸入マシンを使った治療を開始しました。数日後には、掻く回数が減少し、皮膚の腫れも軽減。消えていた笑顔も見られるようになったのです。母親からは「まさか、こんなに早く回復できるとは……」と大変喜ばれました。

認知症の患者さんのご家族やアトピーの息子さんのお母さまの喜びのお顔が、目に浮かぶようですね。

実は張医師自身、大腸がんを水素吸入によって治したという経験をおもちで、その効果を実感して、水素療法を導入し、その普及にも尽力されています。

張医師は続けて、こうおっしゃっています。

**90％以上の病気、老化、がんは、フリーラジカル（活性酸素）によって引き起こされるといわれ、新陳代謝の活動を通して生成されます。**

**呼吸で吸い込まれた酸素から作られる生理的なフリーラジカル、空気汚染や運動傷、手術傷などで生成される病理的フリーラジカル、体内発生のフリーラジカルと体外発生のフリーラジカル、その両方の分解メカニズムがバランスを失ってしまうと、がんや病気、老化などになりやすい。**

**現代人は、生存圧力によって焦りやストレス、便秘などが潜在的なフリーラジカルの発生源となります。そのため、各自が分解メカニズムを強化することが、健康を維持するうえで、重大な課題となります。**

**私は、水素療法の使用者、普及者として、数々の奇跡を目撃しました。より多く**

**の人たちに水素療法が知られ、より多くの病人が治癒することを期待しています。**

もっともっと水素吸入が家庭にも広まるとよいですね。たとえば、薬箱のように、家にあたり前に水素マシンがあって、ちょっと気分が悪いといえば、すぐに水素吸入をし、疲れが取れないからと、すぐに吸入。そして「よし頑張るぞ！」というときにも……。

薬箱は、その中から自分で症状に合った薬を選ばないといけないけれど、水素なら勝手に悪いところに反応してくれる。もしかしたら究極の薬箱かもしれませんね。

そして、心身ともに健康で美しく年齢を重ねるためには、活性酸素の除去よりも前に、できるだけ悪玉活性酸素をためない生活を心がけることも大切です。

紫外線や食品添加物、タバコなどは活性酸素の発生に関わっています。特にタバコは、1本で、なんと100兆もの活性酸素を発生させるといわれます。

さらに、油分の多い食生活にも気をつけたいものです。活性酸素の働きを活性化させてしまうので、摂り過ぎないようにしましょう。

また、何よりストレスには要注意。前にも述べたストレスホルモンのコルチゾールは、免疫機能の重要な役割を担っているNK細胞の働きを停止させるばかりか、その生成時には活性酸素を発生してしまうそうです。

活性酸素を作らない&取り除く健康ライフ、さっそく始めてみませんか。

第5章

# 私も水素吸入をしています！

すぐにでも水素を試してみたいと思った人も、「本当に水素って いいの？」と、まだまだ半信半疑の人も、実際に水素吸入をされた人たちの体験談には、興味があるのではないでしょうか。

私のサロンや同じ機器を使用する他のサロンを利用しているお客さま、レンタルや購入をされてご自宅で水素吸入をしているお客さまたちに、吸入された感想や心身の状態などについてうかがいました。

体験者の生の声をお読みになって、ぜひ参考にしてみてください。

# 心身を整える水素吸入は私のライフスタイルの一部！

山本修夢さん（45歳男性・俳優）

**事故後のうつな気分を払拭！**

２０１５年秋、生まれて初めて水素吸入を体験しました。

実は、その少し前、車の事故に遭ってしまい、幸い身体は無事でしたが、精神的にかなり参っていました。そんな私に、水素吸入経験者である知人が勧めてくれたのがきっかけです。

事故以来、気持ちが沈みがちになり、今思えば、少しうつ状態だったかもしれませんね。

吸入を開始して15分くらい経ったころから、急に視界がクリアに明るくなってきました。

そして、45分の吸入終了後は、視界はもちろん、気持ちまで軽く、明るくなったのです。

初めての水素吸入で、劇的に精神状態が改善したことを、自分自身の身体で感じました。このおかげで、事故による心のダメージは完全に取り払われたのです。

### 俳優に必須の美容法?!

その後ひと月近く、水素吸入を続けました。

これで明らかに変わったのは、肌の質感です。夏の紫外線でカサカサに傷んでいた肌はツヤツヤに変わり、化粧水などつけていなくても水分を含んだようにプルプルになりました。

フルハイビジョンなどの映像技術の進化で、シワの1本、シミ、くすみのひとつまで残酷なくらい鮮明に映されてしまう、ましてや映画館の大スクリーンなどはなおさら…の今の時代、俳優たちには必須の美容法かもしれません。

初めての水素吸入で私が体験した素晴らしさを、病気で困っていらっしゃる方、また加齢による不安をもってスローエイジングを目指す方たちに伝え、それを広めることができたら幸せだと思っています。

**頭すっきりで、セリフ覚えも◎**

現在は、1回30分を週2回のペースで続けていますが、おかげさまで心身ともに調子は良好です。また、ここ一番の撮影の前には、毎日朝、夜2回、30分ずつ吸入してコンディションを整えています。

早朝から深夜まで続き、集中力の持続を要するハードな撮影も、水素で日ごろから心身を整えているため、気力、体力が充実し、乗り切れているのではないかと自負しています。

水素吸入をすると、頭がすっきりして記憶力も向上する気がします。ですから、長い台詞を覚えるときは、吸入をしながら覚えています。

また、脚本などを執筆するときも、同様に頭がすっきりし、感性が研ぎ澄まされる気がするため、吸入しながら書いています。

俳優として、人前に立つものとして、上手に美しく年齢を重ねていきたいと思っています。40歳を過ぎたころから、加齢に漠然とした不安を感じた時期もありましたが、今は、この水素吸入と出会い、年齢を重ねていくことが自分自身とても楽しみです。最近では水素サプリもあり大変重宝しております。

それに、私は今、水素吸入が犬やペットの健康を守り、ペットとの暮らしをより快適で幸せにするものになると確信し、ペットの水素吸入の可能性を模索していきます。

いずれにせよ、水素吸入は今の私にとって、絶対不可欠なライフスタイルの一つなのです。

## 胃がん再発防止のための抗がん剤治療副作用の抑制に水素を吸入

木谷さん（72歳男性）

２０１６年4月に胃がんの手術を行い、翌5月23日から、再発防止のために抗がん剤治療を受けることが決まっていましたが、その開始を前に4月末より水素の吸入を始めました。

きっかけは娘の勧めです。水素には抗がん剤治療による副作用の抑制効果があるという説明を聞き、娘のお友だちから吸入器具をお借りすることもできましたので、前向きに対応しようと思いました。

5週間ほぼ毎日、トータル76時間吸入しましたが、まず、いちばんの目的だった副作用の抑制にとても役立ったと思います。

特に、食欲減退の防止、身体の倦怠の抑制ほか、副作用はほとんど現れませんでした。夜もぐっすり眠れて、睡眠が十分にとれました。

また、1日2～3時間吸入することが日課となり、規則正しい生活の一部にもなりました。吸入時間には、ゆっくりと読書などもでき、時間の有効活用ができたと思います。

吸入そのものには、痛みなど身体への負担となることが全くなく、たいへん楽に水素を取り込むことができました。

この吸入器が現時点でどのような位置づけになっているのか、私にはよくわかりませんが、利用者などの経験をふまえ、利用効果や効能等、具体的に明記されるとよいのではないでしょうか。

とにかく、娘のお友だちのご好意により、とてもよい機会を与えていただき、またよい経験をさせていただいたと深く感謝いたしております。

それに、自分の身体について正しく十分に理解をするうえでも、大変役立ちました。

現在も継続している抗がん剤治療の副作用の状況等によっては、今後、水素吸入を再度利用することも考えたいと思っています。

## 眼精疲労がとれてすっきり肌のハリ、透明感もアップ

山本久実子さん（48歳女性・会社役員）

3～4年前から還元水や水素水に興味があり、自宅にサーバーを設置しようと思っていたのですが、家の構造上難しくて諦めていました。

そんな折、友人に教えられ、２０１５年6月末に初めて水素吸入をしました。

それまで、2年近くもひどい左目の眼精疲労が続き、それに伴う頭痛にも悩まされていました。自分でも、視野欠損があるのではないかと思っていたほどです。

これらの眼精疲労や頭痛の症状は、初めての90分の水素吸入で消失。視野が広がったとすぐに感じることができました。また、翌朝の目覚め、肌の水分量もずっとよくなったと思います。

約1年間吸入を続けた今では、シミが薄くなってきていますし、肌の透明感やハリも変わりました。

それに、気がつけば冷え性が治っていて、生理痛も緩和されていたのは、ちょっとした驚きです。

今もほぼ毎日吸入していて、体調がよく、とても元気です。周囲の友だちからも「肌がすごくキレイになったね」とか「クスミもなくなって色が白くなったね」って言われてうれしい限り!! 日常使う化粧品もアイテム数がどんどん減って今では化粧水と日焼け止めだけで十分です。

水素吸入は、まだまだ認知度が低いようですが、副作用もないので、動物から老若男女、誰にでも安心してお勧めできます。

たくさんの人にこの感覚を体感してほしいですね。

## アレルギー症状が緩和して抗ヒスタミン剤を断てた

Ａさん（女性・パーソナルスタイリスト）

若々しくて前向きな人をウォッチングするのが好きなのですが、そんな方々に共通しているのが、世の中の先端のモノを取り入れていること。

水素水は、たくさんの人から勧められたものの、種類が多すぎてわからない、という印象でした。

でも、水素の気体をダイレクトに身体に吸入できるマシーンが入ってきたと聞き、とても興味をひかれて、２０１５年９月ごろ、初めて体験しました。

大きな疾患などは特にありませんでしたが、ＰＭＳの症状で、あごの下に吹き出物ができること、それに毎年恒例の花粉アレルギーに悩まされていたことくらいでしょうか。

吸入してみて、まず頭がすっきり!!　目の奥の疲れがとれたということを、最初に実感できました。元々寝つきは悪くありませんでしたが、朝が苦手だったのが、目覚めがとてもよくなりました。

その後も、週に2回は吸入を続けています。

おかげで、初吸入から半年足らず、この春は、花粉の季節の到来に気がつかなかったほど、アレルギー症状が緩和されています。

コンタクトレンズを使用しているため、目のかゆみを多少感じましたが、ここ十数年服用していた抗ヒスタミン薬を断つことができました。

また、コンスタントに一定期間吸入を続けることで、お肌のみずみずしさやターンオーバーが本来のリズムに戻ってきたような感じがします。

**なくてはならない私の習慣に！**

水素吸入のほかに、バーオソルというストレッチも続けていますが、筋肉疲労などは感じるものの相乗効果で「もうひと息頑張ろう！」という前向きな気持ちがわいてきます。

メンタルな面では、吸入すると鼻の粘膜から頭がすっきりする感じがしますが、あれこれ考えすぎてしまうクセから徐々に解放されて、頭の中のネガティブなゴミが浄化されているようです。

水素吸入を日常の習慣に取り入れることで、自分のライフスタイルへの意識も高まったと思います。

たとえば「せっかく水素できれいにお洗濯された内臓を汚してしまうのはもったいないなぁ…」という気持ちがめばえ、口にするものにも注意をするようになりました。

私にとって水素吸入は、今ではもうなくてはならない習慣になっています！

## アトピーの症状などが解消 乾燥肌もきれいに!?

松浦大典さん（25歳男性・会社経営）

知人に水素について教えてもらい、2015年7月に、試しに吸入してみたのが最初です。

それまで気になる症状としては、アトピー性皮膚炎や血便などがあって悩んでいました。

まず、1回目の45分間の吸入の後、目のまわりが熱くなり、眼精疲労がとれてスッキリした感覚がありました。

そして、6回目で血便がかなり治まりました。

さらに10回目では、好転反応なのかアトピー部分の皮膚の赤みが増したのですが、その後、赤みは一気に引いて、今ではきれいな皮膚になってうれしいです！

現在、吸入は2週間に1度くらいのペースですが、免疫力が上がったのか、悪玉活性酸素の影響を受けにくくなったのか、アトピーのような症状はまったく出ていません。そればかりか、元々粉を吹いているような乾燥肌だったのですが、営業先で「きれいな肌ですね」などといわれて、男性ながらも喜んでいます。

水素を吸入するたびに、いつも脳が軽くなるような感覚で大変リラックスできます。吸入後は深く質のよい睡眠がとれ、ショートスリーパーになりつつあるのもありがたいですね。

水素が身体によいということを知っている人は多いでしょうが、なぜよいかということはあまり知られていないような気がします。

少しでも水素のことを知ると、こんなにも都合のよいことがあるのかと驚きますが、これからの社会に欠かせないものになるはず。この機会に、もう一度自分の身体と水素との相性や摂取方法を考えてみるのもよいかもしれませんね。

現代社会で生きる以上、悪玉活性酸素からの影響はどうしても避けられないので、私はずっと吸入していきたいです（笑）。最近では、水素が体内で発生されるという夢のようなサプリメントも、外出が多い私のサポートにひと役買って助けてくれております。

## 冷え性の手足がポカポカに生理痛、ニキビも解消

桑田幹美さん（32歳女性・ネイリスト）

健康や美容に関するものがとても好きなので、いいものがあると教えていただいて、水素に興味を持ちました。

私はネイリストをしていますが、外からのケアだけでは爪そのものを良い状態に保つことに限界があるとずっと感じていました。

その長年の悩みを、水素吸入が解決してくれるのではないかと思って、2015年7月に体験にうかがいました。

私自身、身体の冷え、生理痛、むくみ、それに大人になってからできるようにな

ったニキビに悩まされていました。

１度目45分の吸入の後、それまでと視界の広さ、色の見え方に違いを感じ、自覚がなかった眼精疲労に気付かされました。

その後、２度目に吸入したときには、今まで何をやっても効かなかった末端冷え性の手足が、ポカポカと温かくなるのを感じるように。

さらに、３度目くらいから体重の変化を感じ、５度目には体重が２キロ減っていました。

それからも、水素吸入を続けていくたびに身体の変化を感じられ、今では、冷え性はうそのようにまったくなくなりました。また、薬なしではいられなかった生理痛も、かなり楽になってとてもうれしいです。

ホルモンバランスのくずれからくる大人ニキビは、月に１～３回は皮膚科に通っていましたが、最後にいつ行ったのかも思い出せないくらいです。

それに、大きな変化を感じているのは睡眠の質。寝つきもよくなりましたが、何より、目覚めたときの体調や目覚めのよさは格別で、以前とはまったく違います。

## 健康になることで美しく……

ネイリストをしていて、お客さまのお爪のトラブルは、身体や心からくる不調のサインと感じることがよくあります。お客さまにもっとできることはないか、もっと責任をもって接したい！　という思いを抱き続けて出合った水素吸入ですが、私自身のあらゆるところが改善されていくことに驚きました。

忙しくしていれば、何かしら身体に痛みや不調があって当たり前……いつの間にか、そんな感覚が普通になってしまっていたようです。何かあればすぐに薬に頼る、病院へ行く。それが〝私の身体とのつき合い方〟になっていました。

でも、水素吸入によって身体の悩みがなくなっていくことで、こんなにも生活が変わるなんて……と、驚きとともに、うれしさでいっぱいです。

もちろん、水素吸入はずっと続けていくつもりです。現在は、週に2回吸入することもあれば、月に数回のときもあるという感じでまちまちになっていますが、よくなったと感じる部分が不調になることはありません。

身体の中から健康になることで美しくなっていく。究極の美容が水素吸入で叶うと信じています♪　新しく発売されたｆｌｏｗシリーズの水素サプリメントにも期待大です。

## 狭心症手術後の気分改善に続行中

Ｂさん（73歳女性）

狭心症や高血圧の持病があり、水素が身体によいと聞いて、２０１６年5月から、週に１回90分の吸入をしています。

狭心症の手術後も時々不整脈があって気分がよくなかったため、少しでも軽減できれば…と思っています。

まだ吸入し始めてひと月足らずと期間が短く、目に見える効果は感じられませんが、吸入した後は、頭がすっきりして、全身がとても軽くなりました。

効果などについては、まだよくわかりませんが、しばらく続けてみたいと思っています。

## 腰痛がすっきりとラクに

Cさん（49歳男性・自営業）

ずっと腰痛に悩まされていましたが、たまたま飛び込み営業で来られた人から水素吸入の話を聞き「これはよさそう」と感じ、一度試してみたいと思いました。

２０１５年12月に初めて吸入をしたのですが、45分間が終了する前、吸入の最中に、腰がすーっと楽になるのを感じました。終わったあとは、体全体がすっきりし、やたらとトイレが近くなったのを覚えています。

吸入の効果は、人によって差があると思いますが、私はかなり効果があったと感じました。

現在も月に1回くらいのペースで、水素吸入を継続しています。できれば定期的に吸入するのが、ベストではないでしょうか。理想を言えば、自宅で定期的に水素吸入をできれば、体調維持にとても役立つとは思うのですが……。

## ぐっすりと深く眠れて肌荒れ、疲労、凝りが軽く！

山本マキさん（47歳女性・元モデル、女優）

人前に出るお仕事を昨年までしていたこともあり、美や健康に関することにとても関心があります。最新の美容法や話題の化粧品等は常に試して自分に合うものを探すなど、自分なりのアンテナを張っていますが、そういうリサーチを通して、水素吸入を知りました。

不規則なスケジュール、多くの人の前でパフォーマンスをする不安やプレッシャーからか、ずっと不眠や眠りの浅さなど睡眠に問題を感じていました。

また、それに起因するのか肌荒れ、眼精疲労、首や肩の凝りには慢性的に悩まされていたのです。

2015年9月に初めて水素吸入を行いましたが、開始直後に眠りに落ち、5分くらいぐっすり眠りました。そして、目覚めたときには、本当に身体がすっきりしていてびっくり！

その後、寝たり起きたりを断続的に繰り返していましたが、45分間の吸入後には、目の奥に慢性的にあった鈍い疲れのようなものが驚くほど軽減していました。それにより、首や肩の凝りも、ずっと楽になったような気がしました。

## 健康状態は最高のスパイラル…

吸入を始めてもっとも体感しているのは、睡眠の質の向上です。吸入をした日は、ぐっすりと深く、かつてないほどよく眠れています。

そして、よい睡眠がとれているためだと思いますが、劇的に変化したのは肌質と肌のコンディション。この肌のプルプルとした弾力、ハリは、今までいろいろと試してきたどんな美容法、化粧品でも体験できなかったことです。

現在は週に2回、1回45分の吸入を続けていますが、体調は大変よく、健康状態は最高のスパイラルにあります。美や健康というものは、ひとつのきっかけで劇的に改善されていくのだと、水素吸入と出合って認識しました。

今、水素吸入が本当に好きで、もっともっと水素について知りたくなり、勉強を始めたところです。母の治療にも水素吸入とサプリメントをフル活用して改善と長生きのサポートと考え取り組んでいます。笑顔で食欲旺盛に戻った母を見てありがたくて涙が出ます。どんどん社会が難しく複雑化し混沌としている中で、水素という宇宙の最初にいるシンプルな存在が、私たちを生きている原点に戻し、癒やしてくれるなんて素敵なことだなぁと思っています。これからも、水素さんよろしくね！

## 腕のしびれが軽減！美容・健康の管理、調整にも

Dさん（45歳女性・女優、ボイストレーナー）

２０１６年3月に初めて水素吸入を行いました。きっかけは、年齢を重ねてくるうちに、これまでのやり方だけでは、美容や健康の管理がうまくできないと感じるようになってきたこと。また、不規則な生活を強いられることもあり、その調整にもなるのではないかと思ったことです。

身体の症状としては、腕のしびれ、肩や腰の凝り、倦怠感などが気になっていました。45分間の吸入をして、まず数か月も悩まされていた腕のしびれが、すっかりとれたことが驚きです。また、明らかに疲れ目が軽減しました。

週1回のペースで継続していますが、吸入をした日は、いつもより寝つきがよく深く眠れます。

仕事の合間にサロンに寄っていますが、ちょっとした仮眠をとりながら吸入でき

るので、その後の仕事の効率が上がるのは明確。サロンの広さやインテリアも落ち着け、短時間でも十分に休みがとれる感じがして、ありがたいです。

多少無理をしなければならないようなことがあっても、この日に「水素を吸入できるから頑張ろう！」的な心理効果も含めて、前より身体が疲れにくくなったと感じています。肌の調子も、よくなってきたかも！

これからも、苦手な夏の暑さ対策、それに舞台稽古などでタイトな生活への備え…などに、うまく水素を活用して体調管理をしていきたいと思います。

## 悩みを減らして健康をキープしたい！

杉山美嘉さん（20歳女性・サービス業）

体調不良や体重の急減、アトピー性皮膚炎、不眠症、摂食障害……etc. などいろいろな症状に悩んでいたため、２０１５年11月から2か月間、45分間ずつ毎週３回水素吸入を集中して行いました。

何より、体重がずっと減り続けていたのが、減らないでキープされるようになったことで、ホッとしています。

また、摂食障害などで栄養摂取がむずかしかったのですが、これが改善されてきて、肌のツヤ、アトピー性皮膚炎が以前よりよくなったと思います。

水素の吸入後は、吸入前と比べて寝つきがよくなったことも、大きな変化だと実感しています。

現在は、毎週1回吸入を継続していますが、アトピーがさらによくなっています。

水素吸入のおかげで、気になっていた身体や肌の悩みが大幅に改善されました。

今後の健康維持のためにも、これからも長期にわたって吸入を続けたいと思っています。

それに、家族にも一緒に吸入してもらって、ずっと健康でいてほしいです。

## シミが薄く、ちょっとだけ色白に?!

Eさん（52歳女性・会社員）

知人のサロンがオープンしたと聞いて、２０１５年10月、興味本位で水素吸入を試してみました。

気になる症状などは特になかったのですが、30分間吸入をして、全身がすっきりと心地よかったので、今も週１回のペースで継続しています。

結果としては、シミが薄くなってきたこと、肌の色の変化などが感じられています。肌は、元々色黒だったのですが、若干白くなってきました。

また、以前より傷の治りが早くなった気がします。こんな効果もあるのですね。

今のところ、体調もきわめて良好です。

## 乳がんの抗がん剤中止後をフォロー 水素で細胞が若返り?!

Fさん（62歳女性・パート）

健康診断で乳がんの宣告を受けたときは「まさか！　私が乳がん？」と信じられませんでした。そこで、専門医に診ていただきましたが、やはり診断は覆らず、7時間にも及ぶ左胸の全摘手術を受けたのです。

その後、担当医から、抗がん剤治療を最低5年間続けることを勧められました。治療を開始してすぐ、軽い副作用が始まりました。2年ほど経過したころから副作用がいちだんと激しくなり、味覚もなくなって食べものの味がほとんどわからなくなりました。そこで、担当医と相談して、2年3か月で抗がん剤治療を中止することに決定。

抗がん剤はやめたものの、再発、転移がすごく怖く、不安で仕方ありませんでした。そんなわけで、がんに効くと聞けばすぐに飛びつき、ありとあらゆる健康食品を入手。いろいろ試しましたが「これ！」というものに出会えず、その高額な価格も悩みのタネでした。

そんなある日、たまたま水素吸入のことを知ったのです。知識も何もありませんでしたが、身体に害がなく、副作用もないということに惹かれて、すぐに体験させていただきました。

まず、水素を吸って20分ほどで、眼底疲労が軽くなったのにびっくり！　目の中に映る光景がとても鮮明に、きれいに見えるのに感動しました。

## 検診も異常なしで安心

そして、何度か吸入するうちに、朝の目覚め、素肌の弾力やなめらかさに圧倒されました。

年齢は重ねても、女性としてこの肌の変化は大きな喜び！　自分の身体に合った水素に惚れ込みました！　週に3～4回は吸入を続けています。

吸入前に気になっていた足のむくみもなくなり、低めだった体温も上がっています。また、長く歩いても疲れにくくなりました。

たまに行く定期検診でも異常なしで、ひと安心。あれほど心配していた再発のこと も、脳裏から薄らいでいる今日このごろです。

甲状腺で苦しんでいる知人にも勧めて、一緒に水素吸入を楽しんでいます。

鼻から吸った水素の細かな粒子は、すぐに脳へ到達して脳をクリアにしてくれ、血管を狭める過酸化脂質を取って細胞を若返らせてくれています。

その感動が、私を元気にしてくれています。水素大好き！ 水素に感謝、です。

## 不眠症が解消！
## 睡眠導入剤が不要に

菅野雄志さん（32歳男性・自営業）

不眠症、慢性的な疲労感、花粉症、飛蚊症、肩凝り、末端冷え性……いろいろと気になる症状があり、体調やふだんの生活習慣に強い不安を感じていたため、健康によいといわれる水素吸入をしてみようと思いました。

２０１５年10月に初めて45分間の吸入を行い、その後、週2回ずつ継続しています。

まず、不眠症が改善されたのがいちばんの変化でしょうか。それまで5年間続けて服用していた睡眠導入剤が不要になりました。

継続して吸入するうちに、手足が冷えにくくなり、いつの間にか肩凝りの症状もなくなっていました。

また、吸入スタート後初めてのこの春、花粉症の症状がほぼ出ませんでした。薬を飲まずに、花粉症のシーズンを乗り切ることができたのは初めてです。

正直なところ、ここまでの効果はまったく期待していませんでした。それだけに、大きな驚きです。

今では、以前より体調をくずさなくなり、疲れにくくなったような気がします。

家族やまわりの友人、知人にもぜひ体験してほしいと思います。まだまだ水素サロンが少ないので、今後は、もっと体験できる場所や機会が増えるといいですね。

## 定期的な水素吸入で健康を維持！

Gさん（49歳女性・保険代理店業）

健康維持に効果があれば……と、２０１５年10月に初めて45分間の水素吸入を体験しました。

気になる身体の症状はといえば、元々腎臓病の持病があるため、ちょっと疲れやすいということでしょうか。

吸入をすると、すっきりとして気分が爽快になります

特に変わったことは、まず眠りが深くなったということ。ぐっすりと眠れて、翌朝の目覚めが爽やかになりました。

また、血行がよくなっているのでしょうか、手足の末端が温かくなり、皮膚がしっとりしてきたと思います。

それに、気がつけば二日酔いしなくなったみたい。ありがたいですね。

そんなわけで、全体的に体調はよいようです。

今は月1回くらいのペースで吸入をしていますが、できればもっと頻繁に、週1回でも通いたいくらいです。

## ストレスで傷ついた心の安定に

Hさん（会社員）

ストレスがひどく、精神的に強いダメージを受けているのを感じて、何かよい解決の方法はないだろうかとずっと模索していました。

そんなとき、本当に偶然に、水素サロンを発見したのです。２０１6年1月末のことです。自分に合っていそうな気がして、さっそく水素吸入を試してみました。何か不安やストレスを感じると、呼吸が苦しくなったり、集中力がなくなったりすることがよくありました。また、怖くてひとりでいられなくなったこともあります。

水素吸入をしたことで、心が安定するのを感じました。

約5か月間ずっと継続していますが、今では寝つきがとてもよくなって、睡眠導入剤を飲む回数が減ってきました。

多いときには月に20回、平均月に数回サロンに行って吸入していましたが、5月に水素吸入の機器を購入し、毎日だいたい朝2回、夜3回30分ずつ吸入しています。

サロンに通っていたときは、水素を吸入しないと不安で仕方がありませんでした。水素が心の支えのような感じでしたが、サロンの方には、やさしく対応していただいて感謝しています。

## 野球をしても疲れにくい体質に！

伊藤将太郎さん（25歳男性・会社員）

異業種交流会で会った方々が水素吸入の話をしていて、興味をもちました。こんなに話題になっているなら、これは試してみなければ……と、さっそくサロンに吸入に行きました。

元々腰痛があり、疲れやすいのが気になっていました。

休みのときなど、仲間とよく野球をしているのですが、野球後に水素を吸入したら、すぐに疲れがとれたのが、ちょっとした驚きでした。

吸入をするようになって、疲れにくい体質になったと感じています。

月に1度くらいのペースで吸入していますが、おかげさまで、体調はすこぶるよいです。不規則な生活を送っているので、45分の水素吸入で、身体をリフレッシュさせることができるのは、非常にうれしいです！　日焼けした肌もケアせずとも、しっとり潤っているようです。

## 身体がポカポカで心地よかった!!

Iさん（29歳女性・会社員）

水素水や水素バスなどに興味があったのですが、ちょっと懐疑的なところもありました。でも、吸入ならいいかな?!　という感じで、知人のサロンに行ってみました。

身体のリズムによってとてもむくみやすく、疲れやすい時期があるのが、ちょっと気になっています。

45分の吸入を週2～3回、1か月ほど続けましたが、毎回身体がポカポカしてきて、とても心地よかったです。五臓六腑にしみわたるとでもいうか、吸入すると、身体の中で胃や腸がポコポコと音を鳴らして動き出すのを感じました。細胞、そして各臓器が、活性化されているのではないでしょうか。

また、ぜひ水素吸入をして、あの心地よさを味わいたいです。

## 手術できない胃がん治療の副作用を抑えたい

高山一郎さん（65歳男性・休職中）

2015年暮れに胃がんが見つかりましたが、進行が早く、すぐには手術ができない状態でした。

娘の友人の紹介で、水素吸入マシンをレンタルできることがわかり、効能などについても教えていただいたうえで、1月から自宅で吸入を開始しました。

いろいろな症状がありましたが、特に、がんの影響による食欲不振や腹部の痛み、また味覚障害など抗がん剤の副作用がツラかったです。

吸入を始めてすぐは、抗がん剤の副作用も強く、水すらまともにのどを通らないことがありましたが、今では、患部が胃にも関わらず、しっかりと食事ができています。

少量ずつではありますが、以前より食事内容を気にすることなく、好きなものを摂ることができるようになりました。

自宅での吸入ですので、テレビを見ながら、横になりながらできて、まったく苦になりません。どれだけ吸っても害になるどころか、身体によいことしかないので、本当に助かります。

吸入を始めて2週間ほど経ったころから、味覚症状などの症状が緩和され、食欲もわいていました。

また、精神的な面で、治療に対しても前向きな気持ちになれていると感じています。

今、1回30分を4回、毎日欠かさずに吸入しています。

ステージ4の抗がん剤治療中ですから、日によっては状態が良好といえないときもあります。それでも、毎日買い出しに行って家族の食事を作り、食べることもできているので、水素の効果だと思っています。

治療が終わっても、毎日吸入し続けるつもりです。家族や親せき、何かの症状でお困りの方にもお勧めしたいですね。

## 〈番外編〉水素サプリメントを摂取して子どもを授かった！

山田時光さん（45歳男性・会社員）

夫婦そろって長く取り組んできた医学的不妊治療が実らず、子どものことは、半ばあきらめかけていました。そんなとき、症状の改善に水素がよいという噂を聞きつけたのです。

不妊治療はいったん中止することを決めた直後でしたが、薬物ではなく、副作用も一切ないと聞いて「それなら試してみる価値はあるな」と、軽い気持ちで摂り始めたのが最初です。

2015年3月初めから、朝晩の空腹時に3カプセルずつ、1日6カプセルを摂取。これを3か月ほど続けて、現在は朝2カプセル、夜1カプセルの1日3カプセルを常用しています。

何といってもいちばんの驚きは、5年半以上も続けてきた医学的不妊治療をすべて中断し水素サプリの摂取のみに切り替えてわずか2か月弱、妻が待望の第一子を妊娠してくれたこと。この1月に無事出産し、最高に幸せな気持ちです!

不妊以外にも、長い間悩まされていた花粉症、20年以上も健康診断でいわれ続けていた〝肝機能障害〟などの症状もありましたが、どちらもすっかり改善されています。

また、視力の回復や、薄く白くなってきていた頭髪が元通り黒く豊かになったことなど、実感できている効果は枚挙にいとまがありません。

実のところ、摂取を始める前は、ここまで結果が目に見える形で現れるものとは思ってもみませんでした。

この水素サプリに出会えていなかったら…と思うと、ゾッとします。それほど大きく、人生を変えてくれました。

あとがき

# 水素で広がる笑顔の輪

日本の医療費は、10年以上連続で増加し続け、昨年発表された平成25年度の国民全体の医療費は、とうとう40兆円を突破してしまいました。

そのうち75歳以上の高齢者の医療費の割合は36％にも上ります。ますます高齢化が進む一方で、健康寿命は平均寿命の延びに追い付かず、よりいっそう医療や介護頼みの老後が当たり前の時代になってきています。

私を含め、私の同世代の友人たちも、介護世代に突入しています。両親の通院の送り迎えや、手術や検査のための入院に伴う付き添い、がんや認知症に付随する介護や手続き、特別養護老人ホームへの入所やケア、さまざまな苦悩とマンパワー不足に困窮しています。お世話をするだけですまず、費用負担もかさんで本当に大変な状況です。

「両親には長生きしてほしい」と願いながらも、心のどこか奥のほうでは「あと何年この介護生活が続くのか、不安で、不安で夜も眠れない」などと苦悩し、相談する人も協力してくれる人もなく、孤独の中にいるという現状があります。

疾患は当然のことながら、高齢者に限られることではないので、さまざまな病気の低年齢化が進みつつあり、医療や薬に頼らざるを得ない若い人たちや、働き盛りの年代でも同じように不安要素を抱えています。

また、患者さんや家族のサポートという面ではまだまだ立ち遅れていると言わざるを得ません。

そのような状況において、患者のサポートを本気で考え、病気の告知から治療、退院後まで全面的に患者（特に子どもたち）をサポートするシステムを整えようと本気で願い、創設された団体があります。

「特定非営利活動法人シャイン・オン！キッズ」（旧タイラー基金）です。

数か月前、私は偶然この活動の存在を知りました。中でも「ファシリティドッグ・プログラム」という活動にとても共感し、水素関連事業の収益の一部を寄付することからサポートを開始しました。願いは一緒たった一つです。

「ファシリティドッグ」とは、生まれもった素質のある選ばれた犬が専門的なトレーニングを受け、同じ病院に緩和ケアチームの一員として常勤します。訓練されたファシリティドッグと、臨床経験のある看護師をハンドラーとして、子ども病院に派遣されます。

毎日同じ犬が来ることにより、子どもたちとファシリティドッグの間に信頼関係が構築され、つらい検査・処置・手術・リハビリを一緒に乗り越える力となります。病院では、子どもたちの部屋を直接訪れ、身体をなでたり、ボール遊びをしたり、ベッドで一緒に添い寝をすることもあります。つらい検査や処置のときには、そばについて応援し、手術室まで一緒に歩いたりして勇気を与えてくれます。

また、長期にわたりその子どもたちの付き添いをしているご家族にとっても大きな心の支えとなり、医療スタッフも自然と笑顔になるので、病院の雰囲気も明るくなります。

前例がないことを持ち込むことは、大変なご苦労の連続だったと想像します。困難を乗り越え日本の医療現場にこのような素晴らしい活動を届けてくださり、心から感謝しています。そして、ファシリティドッグ・プログラムを寛容に受入れてくださった病院（静岡県立こども病院、神奈川県立こども医療センター）の先生方や看護師の皆さまに、本当にありがとうございます、とお伝えしたいです。

私自身も、
「私でも人の役に立てることが何かあるはず」
「今目の前にいる人を笑顔にすることから始めよう」
そんなシンプルな想いから美容の道へ飛び込み、20年間……その月日をお客さまと寄り添ってきました。振り返れば本当に幸せな時間でした。

健康で仕事ができることは、本当に幸せなことです。

いただいた命、これからは、辛いときも私を支えてくれた人たちのためにも、この笑顔の輪を大きく広げていきたい。皆さまに笑顔になってもらえる仕組みをつくるために、いろいろなことを考え、毎日ワクワクしています。

「病は気から」という先人の教えが頭をよぎります。病気になってしまったご本人はもちろん、周囲でケアし、見守るご家族の「気」もとても大切です。「気力」「勇気」「根気」など自分を鼓舞して耐えるような「気」も、時には必要かもしれませんが、「元気」「陽気」「気楽」もプラスすることで、雰囲気が変わり免疫力も高まり病をやっつけていけたら最高です。長期治療ともなればなおさらです。

水素やカウンセリングを通して、私にできること、そして私にしかできないことを、ケースバイケースで考え、ともに希望に向かって進んでいきたいと思います。

水素はまだまだ多様で未知の可能性を秘めています。今後医療現場でも安心して汎用できるよう、たくさんの大学で研究が進んでいます。

笑顔は、身体の免疫力を上げてくれます。健康不安が減って笑顔が増えたら、きっとこの日本の抱える問題も減り、健康寿命も自然に伸びてくることでしょう。

六川志保

# 水素吸入が体験できる 店舗一覧

※営業時間が変更になることがあります。来店の際は必ずご予約ください。
2016年9月現在の情報です。

吸入 サプリ

**株式会社 ScencA　白金 本社 ショールーム**
**体験型 事業導入・水素サロンコンサルタント**

所　東京都港区白金台2-9
営　10:00～19:00
休　日曜・祝日
交　高輪台駅A2出口 徒歩3分
電　03-6432-5966
HP　scenca-suiso ➡検索
http://scenca-suiso.com/
www.flowsuiso.com
使用マシン　1人用　2人用
flow～不老　水素サプリメント 企画販売
スリプラ酵素 シンカ酵素 企画販売
http://scenca-beauty.com/
各種 美容健康イベントの運営

吸入

**赤坂 水素BAR　株式会社 couleur（ヒーリングサロン）**

所 東京都港区赤坂5-1
営　11:00～18:00
休　土曜・日曜・祝日
交　千代田線 赤坂駅 a3出口 徒歩3分（TBS近く）
Mail　beauty@couleurstyle.com
使用マシン　1人用
完全紹介予約制

吸入 サプリ

**KALEIDOSCOPE（カレイドスコープ）**

所　東京都新宿区神楽坂3-2 Kヒルズ202
営　11:00～19:00
休　木曜・日曜
交　飯田橋駅B 3出口 徒歩4分
電　03-6265-0533
HP　http://kaleidoscope.main.jp/
使用マシン　2人用
ひとこと　3Smile 笑顔でお迎え 笑顔でおもてなし、そして 最高の笑顔をお持ち帰りいただく事をお約束します。笑・笑顔は、健康の第一歩です。イキイキと過ごせるスマイルライフに水素をお役立てください。

吸入
サプリ

**COM.ё**

所 東京都足立区足立 1-34-7
営 12：00～19：00（最終予約 18：00まで）
休 不定休
交 東武スカイツリーライン五反野駅より徒歩 8 分
電 03-3889-0363
Mail osm311@me.com
使用マシン　1 人用

ひとこと　CO M .ё（カムと読みます）は愛犬と飼い主様が 一緒に 水素吸入をして頂ける サロンです。我々自身が愛犬と水素吸入をする歓びとその効果を体感し同じ愛犬家の方々に是非この素晴らしさを体験して頂きたくプロデュースさせて頂きました。大切な家族の一員のワンちゃんの心身のご健康の為に水素吸入始めてみてはいかがですか。COM.ёは一軒家の一階にあるアットホームなサロンです。完全予約制のプライベート空間で大好きなワンちゃんと癒やしと至福の時間をどうぞお過ごしください。

吸入
サプリ

**eLement ～ nail& 水素～**

所 東京都港区南青山 4-20-3 メゾン・ド・ラーク 204
営 11:00～21:00
休 不定休
交 表参道駅 A4 出口より徒歩 5 分
電 03-5771-5910
使用マシン　1 人用

ひとこと　水素が生活の一部となり、多くの方に心も身体も健康へと変わっていく感覚を味わって頂きたいと思っております。

吸入
サプリ

**MAYROOM bySENNA（マイルーム バイ セナ）**

所 東京都新宿区西新宿 4-32-6 パークグレース新宿 604
営 11:00～20:00
休 不定休
交 都庁前駅 A4 出口より徒歩 6 分
電 担当者直通 090-9539-5218
Mail mail:mayroom385@gmail.com
使用マシン　2 人用

ひとこと　水素マシーンのレンタルを随時受け付けております。一般のご家庭、導入をご検討中の事業主様や、企業様に水素吸入をご体験いただけます。沢山の方々に、未来を照らす大いなる可能性を感じていただけたら幸いです。

吸入
サプリ

**スタジオ CarpeDiem（カルペディエム）**

所 東京都世田谷区三軒茶屋 2-11-24 サンタワーズ A 棟 301
営 平日　9:00～22:00　土曜・日曜・祝日　9:00～21:00
休 なし
交 三軒茶屋駅世田谷口より徒歩 4 分
電 03-3413-0016
使用マシン　一人用

ひとこと　兼ねてよりの願いであった活性酸素の除去がパーソナルトレーニングに加わることにより、お客様の健康度そしてその先にある健康寿命を延ばせるきっかけになる事を嬉しく思います。

吸入 サプリ

**株式会社アクアタスク**

所 千葉県千葉市稲毛区緑町 1-21-4　1F
交 JR 西千葉駅より徒歩 3 分
電 080-8743-1038
HP www.aquatask.com
ひとこと flow 水素吸入器の販売とレンタルをお取り扱いしております。お気軽にお問い合わせください。flow 水素サプリの販売も行っております。水素のある生活を通じてイキイキとお過ごしください。

吸入

**NOTTINGHILL -hair & you-（ノッティングヒル）**

所 東京都大田区蒲田 3-18-12 アイリス壱番館 1F
営 10:00 ～ 20:00（日曜祝日は 18:00 まで）
休 火曜
交 JR 蒲田駅東口徒歩 5 分、京急蒲田駅西口徒歩 4 分
電 03-6677-8119
HP http://www.h-nottinghill.com/
使用マシン　2 人用 1 台
ひとこと 私自身、長年悩まされていた花粉症ですが、flow の水素でかなり楽になりました。イギリス「ノッティングヒル」のような統一感があり、さりげないこだわりがあり、それでいて穏やかな空間の中で、最高級の癒やしを味わってください。

吸入

**Relaxation salon Eona**

所 千葉県千葉市中央区中央港 1-20-1　2F( ケーズハーバー)
休 無休
交 JR 京葉線 千葉みなと駅より徒歩 5 分
電 043-307-6015
使用マシン　1 人用 2 台
ひとこと エオナは完全個室のプライベートサロンです。高級感あふれる空間で身体の芯からのリラクゼーションと上質で快適なひとときをご提供致します。

吸入 サプリ

**FaB 千葉店**

所 千葉県千葉市中央区富士見 2-5-15 塚本第三ビルディング 2 F
休 火曜
交 JR 千葉駅東口徒歩 5 分
電 043-202-5655
HP http://fab2002.co.jp
使用マシン　2 人用 1 台
ひとこと 千葉市で、水素吸入が出来る美容室は FaB だけです。導入以来、問い合わせが多く、トータルビューティーサロンとしてお客様に健康も含めて提案させていただいています。

吸入 サプリ

**FaB 都賀店**

所 千葉県千葉市若葉区都賀 3-5-5 寿ビル 2 F
休 火曜
交 JR 都賀駅徒歩 1 分
電 043-214-8898
HP http://fab2002.co.jp
使用マシン　1 人用 1 台
ひとこと 千葉市で、水素吸入が出来る美容室は FaB だけです。導入以来、問い合わせが多く、トータルビューティーサロンとしてお客様に健康も含めて提案させていただいています。

吸入

**Aloha 'Olu 'Olu**

所　神奈川県茅ヶ崎市幸町 7-20
営　11:00 ～ 18:00
休　月曜
交　茅ヶ崎駅南口 徳洲会病院向い
電　0467-38-8853
使用マシン　１人用２台
ひとこと　Aloha 'Olu 'Olu では水素吸入器 flow を茅ヶ崎で初めて導入しました。ハワイに流れる穏やかな風のように『水素』で心も身体もリフレッシュしましょう！業界初ペット用カプセルでペットも水素を体験できます！

**PRIMEUR（プリムール）**

吸入　サプリ

所　兵庫県西宮市瓦林町 20 － 20 エクセル甲子園口 305
営　10:00 ～ 17:00
休　水曜・日曜・祝日
交　JR 神戸線　甲子園口駅 北側徒歩 10 分
電　070-2312-7576
無料駐車場あり
HP　http://www.primeur-suiso.com/
使用マシン　２人用１台
ひとこと　兵庫県西宮市の水素サロン　Primeur プリムールです。関西では数少ない 500000ppm の高濃度水素を吸入して、アンチエイジング＆スッキリ元気を心ゆくまでご体感ください。

**Hair & Nail Noble（ノーブル）**

吸入

所　東京都港区白金台 3-16-8 クレール白金台 2F
営　9：30 ～ 18：30
休　無休
交　白金台駅徒歩 3 分
電　03-6408-9302
無料駐車場 3 台完備
HP　http://noble-hairandnail.jp/
使用マシン　２人用１台
ひとこと　白金台の街を輝かせたいという想いで誕生したノーブルに、白金台初の水素マシンを導入しました。美を追求したワンランク上のプレミアムサロンで受ける水素は一味違います。心より極上の癒しを堪能してください。

**プログレス 荻窪店**

吸入

所　東京都杉並区上荻 1-14-12 第 2 白山ビル１Ｆ
営　10:00 ～ 20:00
休　年中無休 ( ※コンテスト等での臨時休業有 )
交　ＪＲ荻窪駅北側西口改札徒歩 2 分、東京メトロ丸の内線荻窪駅徒歩 3 分
電　03-5347-4833
HP　http://www.hairwork-progress.jp/salonlist/ogikubo.html
使用マシン　１人用２台
ひとこと　プログレス荻窪店では水素吸入器 flow を荻窪で初めて導入しました。洗練されたリゾートテイストで味わう水素は、まるで南国にいるかのように都会の喧騒を忘れさせてくれます。また、特にヘッドスパ専用個室で受けるヘッドスパと水素の組み合わせはオススメです。頭の先から足の先までいままで味わったことのない気持ちよさに包まれます。まずは気軽に体験しにきてください。

吸入 サプリ

**U.luana（ウ ルアナ）**

所　愛知県名古屋市千種区竹越２丁目 1-9 park heim 101
営　10:00 ～ 18:00
休　日曜
交　市バス 竹越徒歩３分 名城線 茶屋が坂 徒歩約 18 分
電　090-9178-3852
使用マシン　２人用１台
ひとこと　私自身アトピーに悩まされていましたが、水素のおかげでとても改善できています。同じ悩みの方に是非とも、体感していただきたいと思います。

吸入 サプリ

**Cleanse（クレンズ）豊洲店**

所　東京都江東区豊洲４丁目 10-2-716
営　平日 10：00 ～ 19：00　土曜・日曜・祝日 10：00 ～ 18：00
交　豊洲駅（有楽町線）より４番出口より徒歩８分
電　03-3531-6522
Mai　rumi.1208akari@gmail.com
使用マシン　１人用
ひとこと　私は乳癌の体験者です。水素にすくわれました。水素の力、魔法の力です。

吸入 サプリ

**Cleanse（クレンズ）宮崎店**

所　宮崎県西都市大字下三財 3265-3（新サロン移転準備中）
営　9：00 ～ 20：00
休　不定休（完全予約制）
交　宮崎交通　西都線-岩崎バス停下車（徒歩２分）
電　0983-44-3757
Mai　cleanse811@gmail.com
使用マシン　１人用
ひとこと　水素は奇跡！　水素であなたのライフスタイル！変えてみませんか？

吸入 サプリ

**ココロコ**

所　東京都渋谷区代々木４丁目
営　11:00 ～ 19:00　最終受付 18:00
休　不定休
交　初台駅から徒歩３分
電　03-4455-4033
Mai umecocoro@icloud.com
使用マシン　２人用
ひとこと　お子さん連れ歓迎です。副作用がない水素だからこそお子様と一緒に水素吸入いかがですか？　放射能の解毒やアトピーや花粉症の改善、集中力の強化、インフルエンザなどの外的なウイルス感染、夜泣きや脳障害…難病の症状改善など、少しでも改善に向けてのお手伝いができたら幸せです。ココロコは自宅マンションです。お友達の家に遊びに行くような気楽な感じで水素を体感しにいらしてください。

吸入

**タイ古式マッサージ＆ヒーリングサロン『よかりの』**

所 埼玉県桶川市南 2-3-13
営 10:00 ～ 20:00
休 水曜・木曜・金曜　第 2、第 4 日曜
交 ＪＲ高崎線桶川駅東口から徒歩 8 分
電 090-4178-6028
使用マシン　1 人用
ひとこと　タイ古式マッサージ＆ヒーリングサロン『よかりの』では、「タイ古式マッサージ」「フットマッサージ」にて自然治癒力を高め健康へ導くお手伝いをさせて頂いております。一軒家のプライベートスペースですので小さなお子様連れも大歓迎です！　水素吸入もマッサージも子どもから高齢者まで安心して受けて頂くことが出来ます。

吸入　サプリ

**eau claire（オークレール）**

所 東京都港区東新橋 1-10
営 10:00 ～ 20:00
休 年中無休　（夏季・年末年始は除く）
交 汐留駅より徒歩 2 分
Mail eauclaire888@gmail.com
使用マシン　1 人用
ひとこと　30 分から吸引可。プライベート空間で人目を気にせずゆったりとおくつろぎ頂けます。

吸入　サプリ

**Manoa Luce**

所 神奈川県藤沢市片瀬海岸 1-13-18
営 10:00 ～ 20:00（詳しくはブログをご参考ください）
休 不定休
交 小田急線片瀬江ノ島駅より徒歩 5 分　江ノ電江ノ島駅から徒歩 10 分
Mail manoaluce@gmail.com
HP http://ameblo.jp/1033kay0/
使用マシン　1 人用　（2016 年 12 月スタート予定）
ひとこと　普段はヒーリングスペースとしてリーディングを行ったりパワーストーンアクセサリーをオーダーメイドで作製しております。湘南の海と江ノ島を目の前に、癒やしの空間をお楽しみいただけます。癒やされるためには健康もとても重要となるので、心も身体も満たされにいらしてください。flow 水素サプリのお取り扱いしています。

サプリ

**株式会社ベレーザ**

所 東京都千代田区鍛冶町 2-7-5 日宝神田イーストビル 6F
営 10:00 ～ 17:00
休 日曜・第 1、第 3 土曜
電 03-5298-1040
FAX 03-5298-1041
Mail na_tusmi@yahoo.co.jp
ひとこと　治療のためウィッグが必要な方や加齢で髪のお悩みのある方に長年ご相談を承ってご好評いただいております。今回 flow 水素サプリの取扱いを決めたのは身体の内側から元気になり、髪にも効果的だと思いましたのでお客様にご紹介させていただいております。皆様の輝く笑顔のためにサポートいたします。

六川志保（ろくがわ・しほ）
美容家
株式会社Ｃｏｕｌｅｕｒ代表取締役
株式会社ＳｃｅｎｃＡブランドプロデューサー
国際医科学研究会 会員
日本水素医療美容科学会 会員

長野県出身、東京都港区在住。貿易会社のＯＬから、メーキャップを学び美容の世界へ転身。さらに、フェイスマッサージからオールハンドの全身のリンパマッサージへとフィールドを広げる。エステティシャンとして20年以上にわたり経験を積み、施術プラス言葉で癒しを与える〝心と体の調和法〟が評判となり、多くのファンを獲得。さらに女性の美しさを追求しつづけ、女性の心からの笑顔創出のための事業を展開。オリジナルブランドの化粧品、サプリメント、ルームウェアなどの企画、開発、販売を手がけるかたわら、セミナー講師やカウンセリングも行う。

心身の不調に苦しんだ２０１５年に〝水素〟と出会って劇的に回復。水素の素晴らしさと可能性を多くの人に知ってもらうための事業をスタート。現在忙しくも充実した日々を送っている。

# 水素《すいそ》を吸《す》ったら…！
## ―美《び》と健康《けんこう》はみんなの願《ねが》い―

2016年10月1日　初版第一刷

著　者　六川志保《ろくがわしほ》
発行人　マツザキヨシユキ
発　行　ポエムピース
東京都杉並区高円寺南4-26-5　YSビル3F
〒166-0003
企画協力　城村典子
装　幀　堀川さゆり
印刷・製本　株式会社上野印刷所
落丁・乱丁本は弊社宛にお送りください。送料弊社負担でお取り替えいたします。

ISBN978-4-908827-07-5 C0077